내과 전문의 한상훈 원장이 전하는

100歲 건강, 100年 혈관

킬레이션(Chelation) A to Z

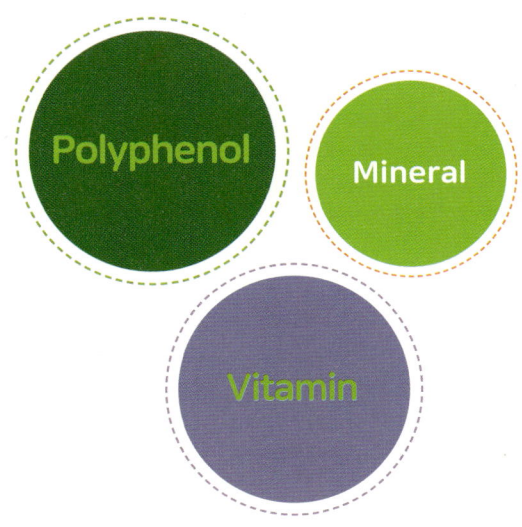

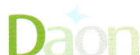

내과 전문의 한상훈 원장이 전하는
100歲 건강, 100年 혈관
킬레이션(Chelation) A to Z

초판 2쇄 인쇄   2020년 08월 31일
초판 1쇄 인쇄   2018년 10월 15일
초판 1쇄 발행   2018년 10월 22일

지은이   한상훈
펴낸이   노성래
발행처   다온미디어

기획/편집   다온미디어
디자인   다온미디어
마케팅   신세호

주소   서울시 구로구 고척동 고척로27다길 39-8
메일   laextation@naver.com
전화   02-2686-4361
등록   2017년 4월 13일 제 25100-2017-40호
ISBN   979-11-962050-1-0

※ 정가는 뒤표지에 있습니다.
※ 잘못된 책은 구입하신 서점에서 교환해드립니다.

이 책은 저작권법에 따라 보호받는 저작물이므로 무단 전제 및 복제를 금하며, 책의 내용을 이용하려면 반드시 저작권자와 다온미디어의 서면동의를 받아야 합니다. 내용에 대한 의견이 있는 경우 상기 메일로 내용을 기재해 보내 주시면 감사하겠습니다.

이 도서의 국립중앙도서관 출판시도서목록(CIP)은 서지정보유통지원시스템 홈페이지(http://seoji.nl.go.kr)와 국가자료공동목록시스템(http://www.nl.go.kr/kolisnet)에서 이용하실 수 있습니다. (CIP제어번호 : CIP2018032260)

Preface 책을 펴내면서...

인체의 산화로 인한 문제들을 알고 계십니까? 과거와 달리 산업화 이후 발생하는 현대인의 질환 중에는 체내의 '활성 산소(Free Oxygen Radical)'와 관련된 것으로 추정되는 질환들이 많습니다. 뿐만 아니라, 환경 오염으로 인한 중금속 등의 체내 축적 또한 현대인의 질병 유발에 주요 원인이 되고 있죠.

실제 현대인이 겪는 내과 질환 중 상당수는 우리 몸 안의 유해 물질에 기인한다 해도 크게 틀리지 않습니다. 의사들이 강조하는 건강한 식품 섭취, 주기적인 운동, 과도한 스트레스에서 벗어나기 등은 기본적으로 우리 몸 안에서 생성되거나 축적되는 유해 물질을 감소시키기 위한 노력이기도 합니다.

그러나 우리 주변에 존재하는 오염된 환경이나 종사하는 일의 특성에 따른 불규칙한 식사와 스트레스 등 개인이 어찌할 수 없는 생활 조건 때문에 개인적인 노력에는 한계가 따르기 마련이죠.

이 책에서 소개할 킬레이션(Chelation) 치료는 체내 유해 물질 감소를 위한 적극적 처치 활동의 일환입니다. 이 치료법은 우리 몸 안의 활성 산소나 중금속 등 유해한 물질을 몸 밖으로 배출시키는 치료법으로, 체내에 과다하게 존재하는 활성 산소, 중금속 등으로 인한 병증 치료 및 예방에 활용됩니다.

중금속의 경우 그 유해성이 오래 전부터 알려져 있지만, 체내 활성 산소의 문제는 근래에 들어서야 관심의 대상이 되었죠. 활성 산소는 체내 산화 반응을 유도하여 세포 노화와 혈관의 동맥경화성 변화, 면역체계 및 신경계의 변화를 야기하는 것으로 알려져 있으며, 이외에 활성 산소가 우리 몸 안에서 어떤 역할을 하는지에 대한 연구들도 지속되고 있습니다.

최근 들어 '노화 방지'라는 이미지로 다양한 항산화 제품들이 각광을 받고 있는데요, 이들의 기능 역시 이러한 활성 산소의 활동이나 작용을 억제하기 위한 것이죠.

이 책은 활성 산소 및 중금속으로 인해 유도되는 주요 병증과 이를 해소하기 위한 킬레이션(Chelation) 치료에 대해 알기 쉽게 설명하며, 순차적으로 읽어도 좋겠지만 각각의 파트별로 순서에 상관없이 읽으셔도 관련된 건강 정보를 최대한 얻으실 수 있도록 구성하였습니다.

부디 많은 분들의 혈관이 정확한 정보를 바탕으로 오래도록 건강하게 관리되었으면 좋겠습니다.

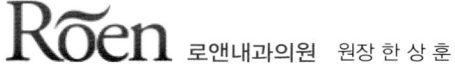

› **Preface**　책을 펴내면서...　　　　　　　　　　　　　　　　3p

› **Contents**　책의 목차　　　　　　　　　　　　　　　　　　5p

Part I　동맥경화증　　　　　　　　　　　　　　　　　　6p

　01　동맥경화란?　　　　　　　　　　　　　　　　　　　8p
　02　동맥경화(죽상경화증)의 원인　　　　　　　　　　　9p
　03　동맥경화의 증상들　　　　　　　　　　　　　　　　12p
　04　동맥경화의 치료법　　　　　　　　　　　　　　　　14p

Part II　항산화　　　　　　　　　　　　　　　　　　　　20p

　01　항산화(Antioxidant)란?　　　　　　　　　　　　　22p
　02　활성 산소의 체내 생성　　　　　　　　　　　　　　25p
　03　체내 활성 산소로 인한 폐해들　　　　　　　　　　27p

Part III　항산화 효소와 물질　　　　　　　　　　　　　38p

　01　항산화 효소　　　　　　　　　　　　　　　　　　　40p
　02　항산화 물질　　　　　　　　　　　　　　　　　　　42p
　03　약재와 부작용　　　　　　　　　　　　　　　　　　55p

Part IV　중금속의 체내 축적　　　　　　　　　　　　　60p

　01　중금속이란?　　　　　　　　　　　　　　　　　　　62p
　02　중금속의 축적 과정　　　　　　　　　　　　　　　63p
　03　중금속의 해악들　　　　　　　　　　　　　　　　　69p

Contents 책의 목차

Part V 킬레이션(Chelation) — 74p

- 01 킬레이션의 의미와 역사 — 76p
- 02 킬레이션 치료의 주요 효과 — 79p
- 03 킬레이션 치료를 위한 진단과 처치 — 81p
- 04 킬레이션의 임상효과 검증 및 부작용 — 85p

Part VI 킬레이션 Q&A — 94p

- 01 치료 기간 및 보험 혜택 — 96p
- 02 적용 및 치료가 불가능한 경우 — 96p
- 03 관련된 논쟁의 원인 — 97p
- 04 국내 자격과정 개설 관련 — 97p
- 05 기존 치료법과의 동시 진행 — 98p

Part 1

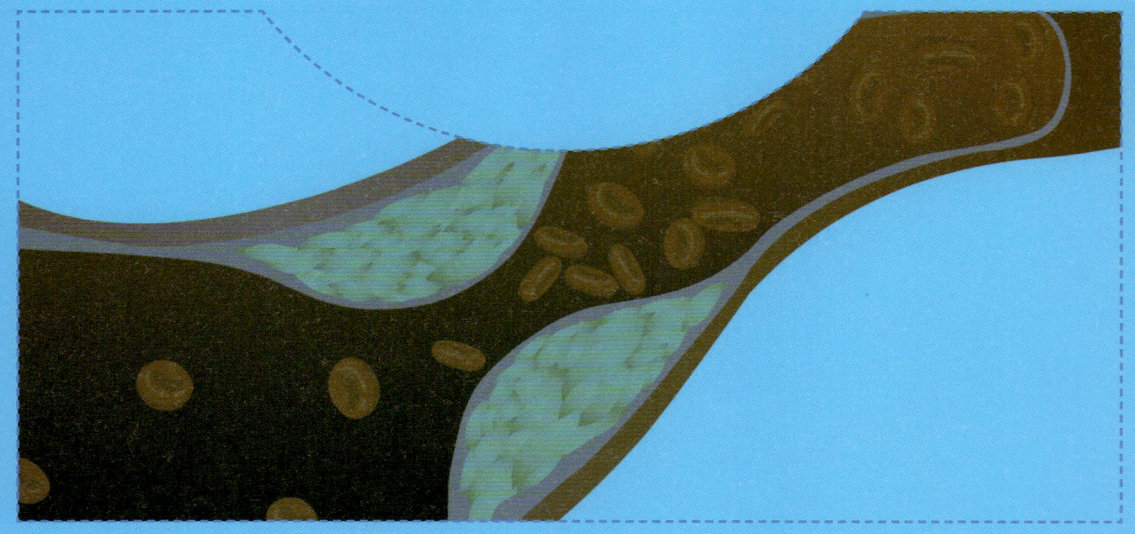

동맥경화증

....

01	동맥경화란?	8p
02	동맥경화(죽상경화증)의 원인	9p
03	동맥경화의 증상들	12p
04	동맥경화의 치료법	14p

동맥경화증

01 동맥경화란?

동맥경화는 기본적으로 혈관이 두꺼워지고 딱딱해지는 현상을 의미합니다. 의학적으로는 '죽상동맥경화증, 세동맥경화증, 중막경화증' 등 다양한 종류의 동맥경화로 구분하고 있으며, 이중 가장 널리 알려지고 빈번한 병증은 '죽상동맥경화증(동맥 내의 죽처럼 된 덩어리가 생성되어 혈관을 두껍게 하고, 혈액 순환에 장애를 일으키는 증상)'입니다. 일반적으로 '동맥경화'라고 하면, '죽상동맥경화증'을 의미하는 경우가 많습니다.

동맥경화의 가장 큰 위험성은 우리 몸 각부분에 필요한 영양과 산소공급을 책임지는 혈액 순환에 장애를 일으킨다는 것입니다. 이를 방치하면 동맥경화가 나타나는 위치에 따라 협심증, 심근경색, 뇌졸중 등 생명에 직결되는 병증을 유발하기도 합니다.

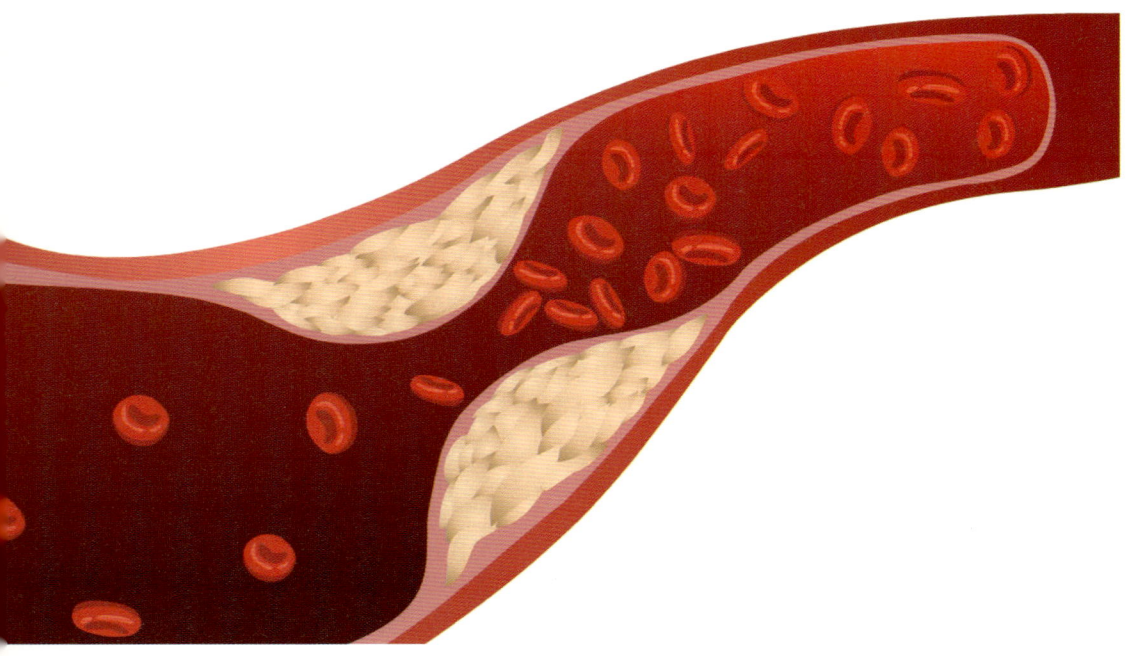

동맥경화증

02 동맥경화(죽상경화증)의 원인

Part 1

혈관이 좁아지는 동맥경화의 원인은 기본적으로 혈관 내막의 손상에 기인하는데, 이런 혈관 내막의 손상은 '혈관의 노화, 고혈당, 고혈압, 고지혈증' 등의 복합적인 작용에 의해 나타나며 특히 '흡연'이나 '스트레스'는 이러한 과정을 더욱 가속화 시킵니다. 혈관 내막의 손상과 그로 인한 동맥경화의 진행 과정을 간략히 정리하면 이렇습니다.

우선, 혈관에 존재하는 'LDL 콜레스테롤'이 고혈당, 고혈압, 활성 산소의 영향으로 분비된 여러가지 물질('미엘로퍼옥시다아제, 분비성 포스포리파아제A2, 스핑고미엘린 분해효소 등)로 인해 산화되는 것이 그 시작입니다.(최근 여러 매체에서 LDL 콜레스테롤을 소위 '나쁜 콜레스테롤'로 표현하기도 하지만, 실제 나쁜 것은 LDL 콜레스테롤이 아니라, 활성 산소로 인해 '산화된 LDL 콜레스테롤'입니다.)

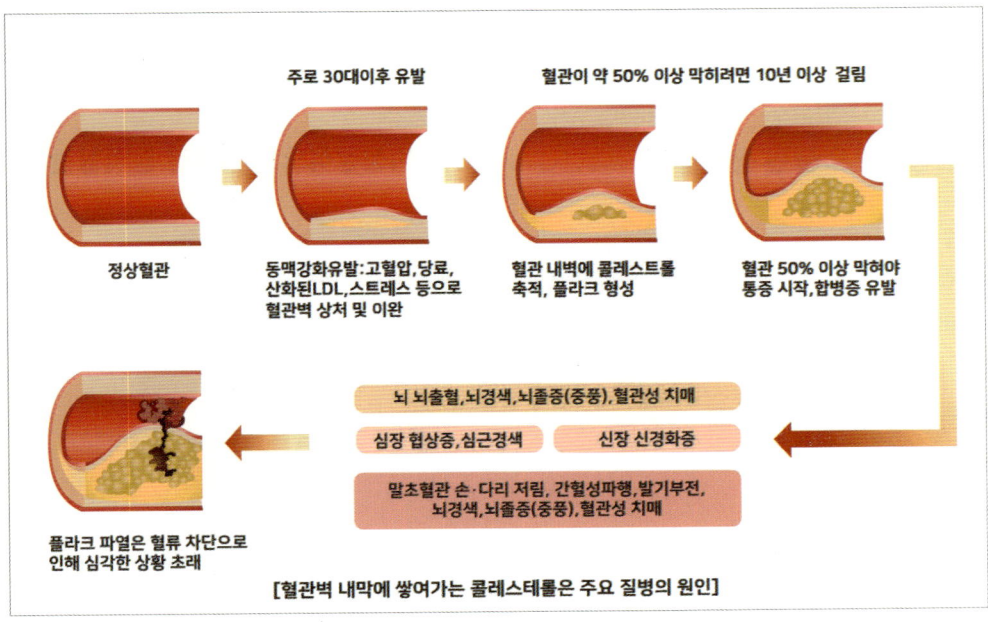

[혈관벽 내막에 쌓여가는 콜레스테롤은 주요 질병의 원인]

활성 산소로 인해 산화된 LDL 콜레스테롤은 혈관 내막에 침착하게 되는데요, 이를 제거하기 위해 혈중의 '단핵구(monocyte)'가 혈관 내막으로 달려들면서 혈관 내막에 상처와 염증을 만들어냅니다. 그리고 우리 몸은 이 상처를 치유하는 과정에서 내피세포를 증식시켜 혈관 내피를 두껍게 만들기도 하고, 지방질을 머금은 거품세포를 생성하기도 하면서, 혈관을 좁혀 나가게 됩니다.

이후 염증세포의 침착이 심해지면 지방덩어리가 점점 커지는 단계에 오게 되는데, 지방 덩어리 주위로 섬유화가 생기면서 칼슘 등이 함께 침착하는 단계에 오면, 동맥경화가 매우 심각하게 진행된 단계로 생각할 수 있습니다.

그리고 동맥경화의 마지막 단계에는 지방덩어리를 싸고 있는 섬유화 병변이 터져서 혈액 중 혈소판 등이 여기에 엉겨 붙는 상황이 발생하는 단계입니다. 이 상황에서는 동맥 자체의 혈류가 완전히 차단되는 위험한 상황이 만들어질 수도 있습니다.

결과적으로 보면 동맥경화는 LDL 콜레스테롤, 활성 산소로 인한 산화반응, 혈관의 염증이 복합적으로 작용하여 만들어진 결과라 할 수 있습니다.

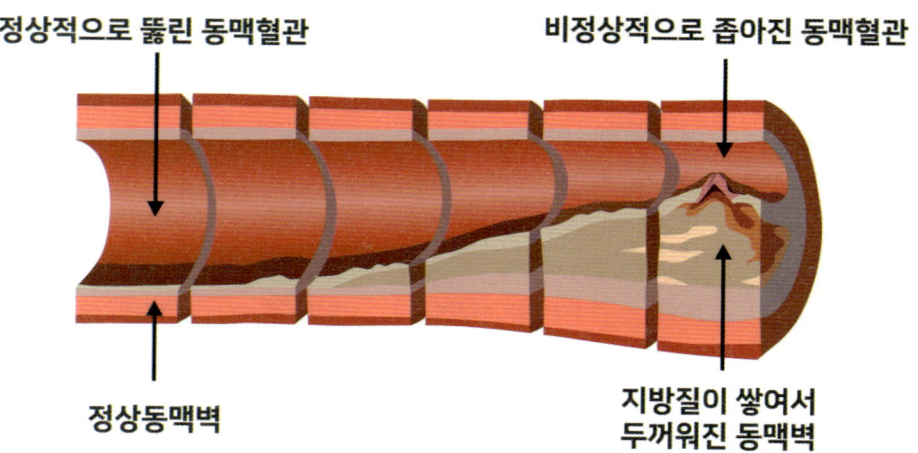

이러한 상황에서 동맥경화의 진행과 고혈압은 악순환을 반복하는데요, 고혈압으로 인

해 혈관 내막의 상처가 더 빈번히 발생하고, 그로 인해 두꺼워진 혈관 내막으로 인해 고혈압의 증상도 악화되기 때문입니다.

여기에 **흡연**과 **스트레스**는 체내의 활성 산소와 산화된 LDL콜레스테롤 수치를 높여 동맥경화의 진행을 가속화시키는 역할을 한답니다.

동맥경화의 진행과정을 보면, 우리 몸 안의 활성 산소가 어떤 방식으로 문제를 일으키는지 쉽게 파악되는데요. 바로 '산화'입니다. 체내 활성 산소의 산화로 인한 문제는 동맥경화를 비롯해 여러 부분에서 문제를 일으켜 병증을 만들어 내는데요. 이와 관련한 내용은 Part II에서 '항산화'와 함께 자세히 설명 드리겠습니다.

03 동맥경화의 증상들

동맥경화로 인한 증상은 좁아진 혈관 부위에 따라 다양하게 나타납니다.

(1) **관상동맥** : 주로 심장에 혈액을 공급하는 혈관으로 관상동맥이 좁아진 경우에는 협심증이나 심근경색으로 인해 가슴통증이 나타날 수 있습니다.

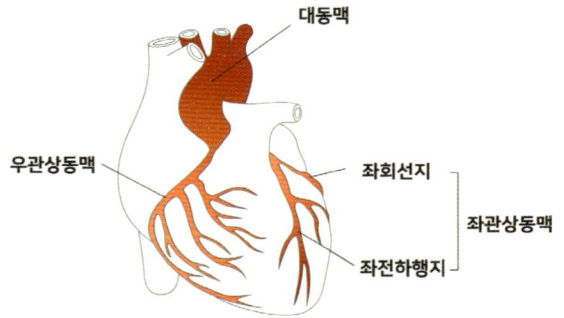

(2) **뇌동맥** : 뇌에 혈액을 공급하는 뇌동맥이 좁아진 경우에는 뇌의 혈액이 감소하여 편측마비, 안면마비, 감각이상, 구음장애 등이 발생하기도 하며, 뇌졸중(뇌경색, 뇌출혈, 뇌허혈)의 원인이 될 수 있습니다.

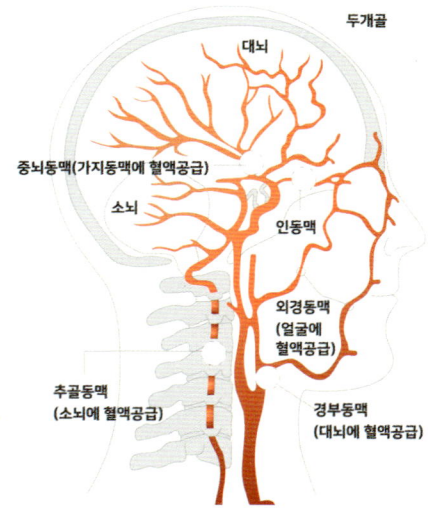

(3) **말초동맥** : 심장이나 뇌에 혈액을 공급하는 동맥 이외의 동맥이 좁아지는 경우 말초동맥질환이라 합니다. 운동시 종아리 통증, 다리부종 등이 나타날 수 있습니다.

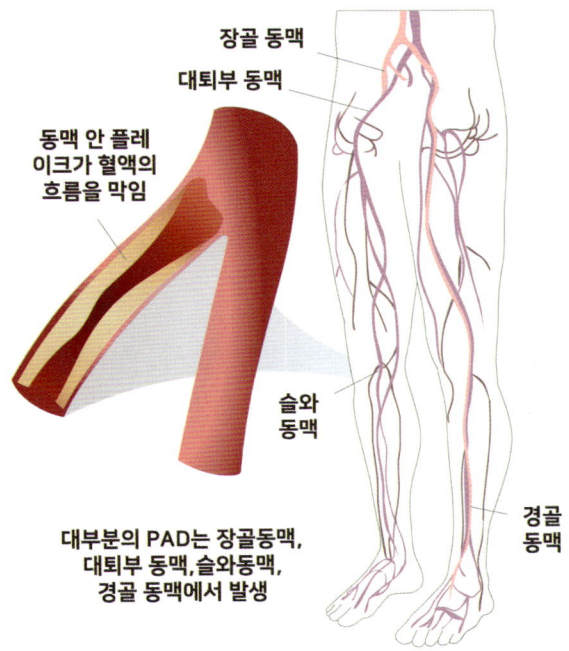

04 동맥경화의 치료법

동맥경화증

기존 **동맥경화의 치료 활동**은 크게 세 가지로 구분됩니다.

첫 번째는 식생활 및 생활 습관의 수정으로서, 병원의 치료 과정에서 항상 동반되어야 하는 활동입니다.

두 번째는 동맥경화의 원인이 되는 위험 요인을 감소시키는 약물 치료로서, LDL 콜레스테롤, 산화, 혈관 염증을 줄이기 위한 것입니다.

마지막 **세 번째**는 동맥경화의 진행 경과가 심할 경우 즉각적인 혈류 개선을 위해 실시하는 시술 및 수술이 있습니다. 이 경우 앞의 두 치료 활동이 병행되는 것이 보통이죠.

(1) 식생활 및 생활습관 수정

- 금연 및 금주
- 채식위주의 식단
- 주기적 운동(유산소 운동)

(2) 약물치료

① **지질강하제** : 동맥경화의 진행 및 파열에 있어 중요한 역할을 하는 것이 'LDL콜레스테롤'입니다. LDL 콜레스테롤 자체가 나쁜 것은 아니지만, 평균적으로 높은 수치를 보이는 LDL 콜레스테롤은 동맥경화의 진행을 촉진시키므로, 콜레스테롤의 합성을 효과적으로 억제하고 혈중 농도를 낮추기 위해 '지질강하제'의 복용은 필수죠. 여러 지질강하제 가운데 효과가 입증된 대표적 약물로는 '스타틴(statin)' 제제를 들 수 있습니다.

② **항혈소판제** : 심근경색을 비롯한 급성관상동맥 증은 동맥경화반 파열 이후에 혈소판이 엉겨붙어 발생하므로, 항혈소판제 사용이 권고되고 있습니다. 가장 전통적이고 널리 사용되는 것이 아스피린입니다. 아스피린은

용량을 증가시킨다고 효과가 커지지 않지만, 출혈이 멈추지 않는 부작용은 증가하기 때문에 소용량(75~100mg)을 복용하는 것이 권고되며, 아스피린을 쓸 수 없는 경우 클로피도그렐이라는 항혈소판제를 사용하기도 합니다.

③ **항허혈 약물** : 관생동맥 경화로 인한 협심증의 증상 완화를 위한 약물을 항허혈 혹은 항협심증 약물이라고 합니다. 베타 차단제라는 약물이 일차적으로 권고되고 있으며, 심장의 맥백수와 수축력을 줄여 심장근육의 산소소모를 억제하고 심장 근육으로의 혈류 공급을 증가시키는 역할을 합니다. 특히 고혈압이 동반되어 있을 경우, 협심증 증상과 고혈압 모두를 완화시킬 수 있어 효과적입니다.

(3) 수술 및 시술

① **관상동맥 우회술** : 관상동맥의 부분적으로 막힌 부분을 대신해 다른 혈관으로 우회하는 길을 만들어 심장에 혈액을 보내도록 하는 수술입니다. 보통 막힌 부분을 건너뛰어 막히지 않은 부분끼리 잇는데, 이때 우회를 위한 혈관은 허벅지나 종아리 부근의 큰 정맥을 채취하거나 팔 안쪽의 요골동맥을 떼어 막힌 부분의 앞뒤를 연결합니다.

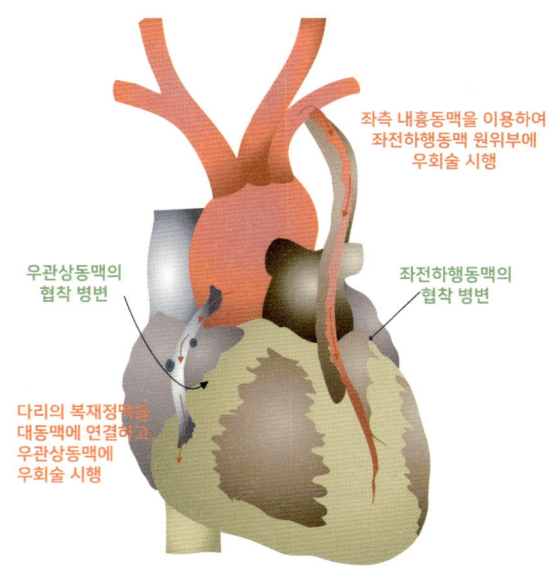

② 경동맥 수술 : 뇌동맥 경동맥에 실시하는 수술로 경동맥 내경이 70%이상 좁아진 환자에게 권하는 수술입니다. 수술은 전신 마취 후에 경동맥의 혈류를 차단하고 혈관벽을 열어 혈관 내막에 침착된 동맥경화의 덩어리를 제거한 후 혈관을 다시 봉합하는 방식으로 진행됩니다.

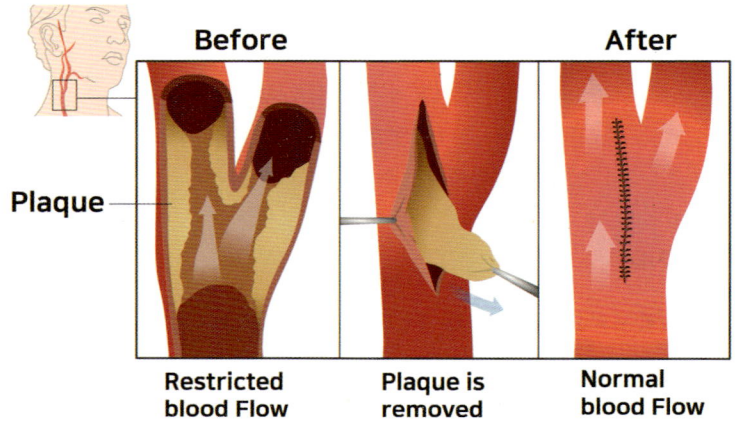

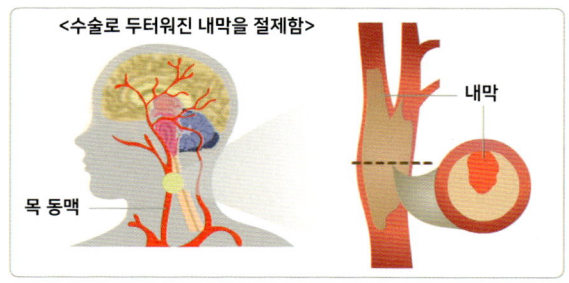

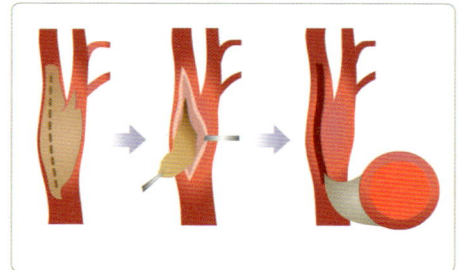

③ 스텐트 삽입술 : 스텐트는 의학용 금속으로 만든 작은 매쉬튜브입니다. 보통 튜브 안쪽으로 작은 풍선에 장착되어 혈관에 투입되며 막힌 혈관까지 이동 시킨 후 스텐트 안쪽 풍선을 팽창시켜 스텐트가 확장된 혈관을 지지하게 만들고, 풍선만 다시 제거하는 방식으로 시술됩니다.

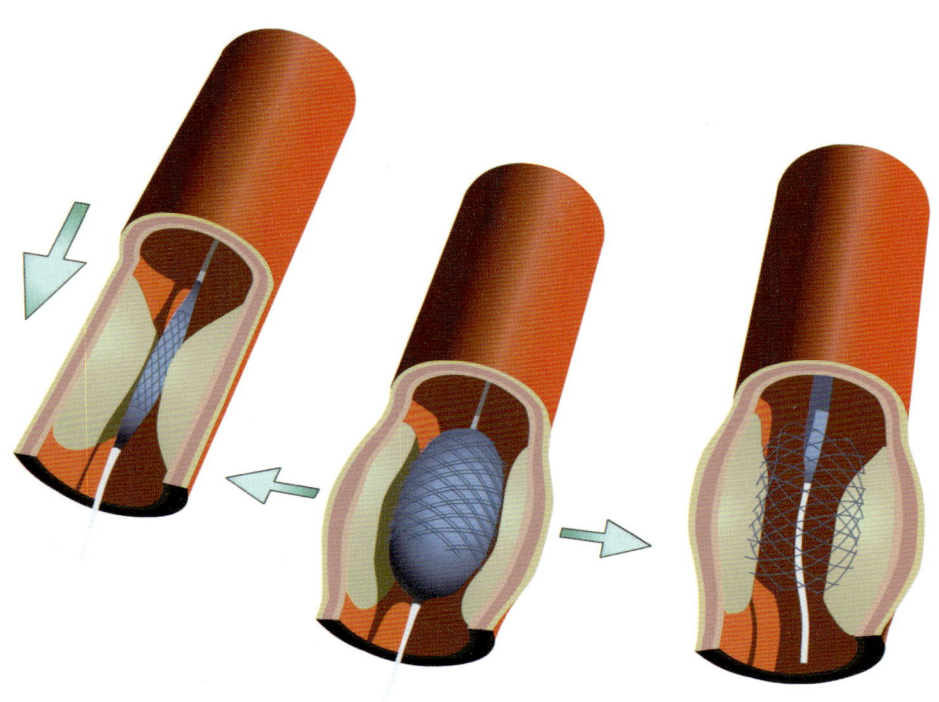

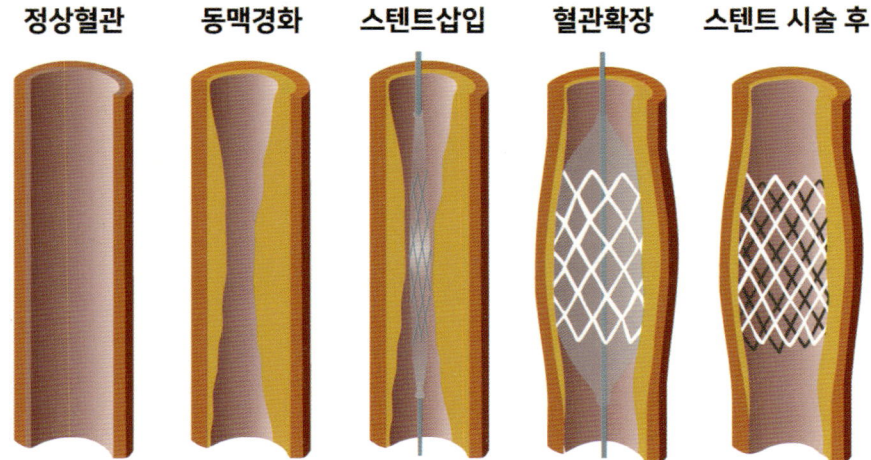

정상혈관 　 동맥경화 　 스텐트삽입 　 혈관확장 　 스텐트 시술 후

04 | 동맥경화의 치료법

혈류 개선을 위한 약물 제제의 사용 및 시술, 수술법의 지속적인 발전으로 현재에는 해당 질환의위험성에 비해 치료 가능성이 훨씬 높아진 상황입니다. 해당 질환을 가진 환자들이라 할 지라도 적절한 처치를 통해 일상적인 활동을 영위하는데 문제가 없게 된 것이죠.

식생활 및 생활습관 수정을 제외한 치료활동은 질환으로 인해 나타난 병증을 중심으로 이루어진다는 공통점이 있습니다. 이러한 경향은 동맥경화뿐 아니라 다른 대부분의 질병에 대한 치료 기술의 발전과정도 비슷합니다. 다만, 각종 질병의 발생원인이 보다 세밀히 파악되면서부터는 해당 질환의 근본 원인에 대한 처치활동과 병증 감소 및 개선을 위한 처치가 병행되는 추세를 볼 때, 기존 치료방법은 대체로 발생된 병증에만 집중하고 있다는 점이 아쉽습니다.

특히 체내 활성 산소의 작용에 대한 의학적 지식이 축적되는 과정은 여러 가지 질환의 발생 원인을 보다 근본적으로 이해하는데 많은 진전을 가져왔는데요, 다음 파트는 바로 이 부분에 대한 설명입니다.

Part II

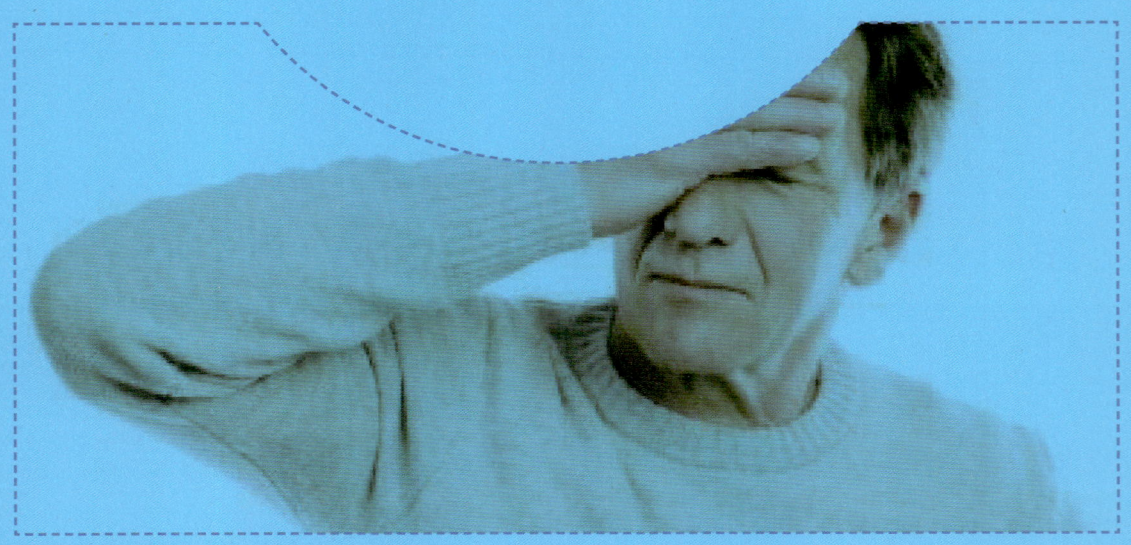

항산화

01 항산화(Antioxidant)란?　　　　　　　22p
02 활성 산소의 체내 생성　　　　　　　　25p
03 체내 활성 산소로 인한 폐해들　　　　　27p

01 항산화(Antioxidant)란?

최근 들어 의약품, 건강식품, 화장품 등에서 '항산화'라는 단어가 들어간 제품들이 급격하게 증가하였습니다. 건강에 조금이라도 관심을 갖고 계신 분들 중 상당수는 아마도 이러한 제품 중 한가지 이상을 사용하고 계실 수도 있겠네요.

이러한 제품들이 증가한다는 것은 '항산화'가 우리의 건강에 밀접하게 관련되어 있다는 것을 간접적으로 나타내는 것이기도 한데요, 여기에서는 본격적으로 '항산화'에 대해 설명드리도록 하겠습니다.

항산화는 기본적으로 "산화를 억제한다"는 의미입니다. 항산화를 설명하기 위해서는 먼저 '산화'가 무엇인지 설명해야 할 것 같군요.

산화란 "산소와 결합한다"는 의미를 담고 있는데요, 산소가 특정 물질과 결합하게 되면 물질 속 전자를 빼앗아가는 현상이 발생하게 되고 이로 인한 물질의 변화를 '산화'라고 합니다. 이러한 산화 현상은 우리 주변에서도 많이 볼 수 있는데요, 쇠가 녹이 스는 것, 깎아 놓은 사과의 표면이 갈색으로 변하는 것 등이 그렇습니다.

실제로 이 과정은 부패의 과정이라고도 볼 수 있는데요, 문제는 우리 몸 안에서도 이러한 일들이 발생한다는 것입니다. 그리고 이것이 우리 몸안에서 일어날 때 우리 몸의 노화현상은 가속화될 수 있습니다.

우리 몸속의 산화 과정은 '활성 산소(oxygen free radical)'에 의해서 이루어집니다. 활성 산소는 우리가 호흡할 때의 산소와 달리 화학적으로 불안정한 상태에 있는 산소로서 환경오염과 화학물질, 자외선, 스트레스 등에 의해 과잉 생성되는 것으로 알려져 있습니다. 그리고 근래에는 체내의 활성 산소가 노화를 비롯한 여러 질병들을 유발하고 있다는 사실이 더욱 구체적으로 밝혀지고 있습니다.

물론 체내의 활성 산소가 항상 나쁘게 작동하는 것은 아닙니다. 오히려 활성 산소는 면역기능 등을 위해 우리 몸 안에 반드시 필요한 요소이기도 합니다. 문제는 체내 활성 산소의 양이 과다할 경우에 발생하는 것입니다.

활성 산소가 무조건 건강에 나쁜 것이었다면 독성산소나 유해 산소라고 명명하였을 것입니다. 실제로, 활성 산소는 적당한 양이면 오히려 백혈구를 도와 면역기능을 유지시켜 주며, 인체에 유익한 기능도 가지고 있습니다. 활성 산소 자체로만 보면, 우리 몸 안에서 천사와 악마의 양면성을 보이는 요소라고 할 수 있죠.

문제는 이러한 활성산소의 과다이며, 이 가운데에서도 '하이드록실 레디칼(OH기)'과 같이 매우 유해한 활성 산소도 함께 만들어 진다는 데 있습니다.

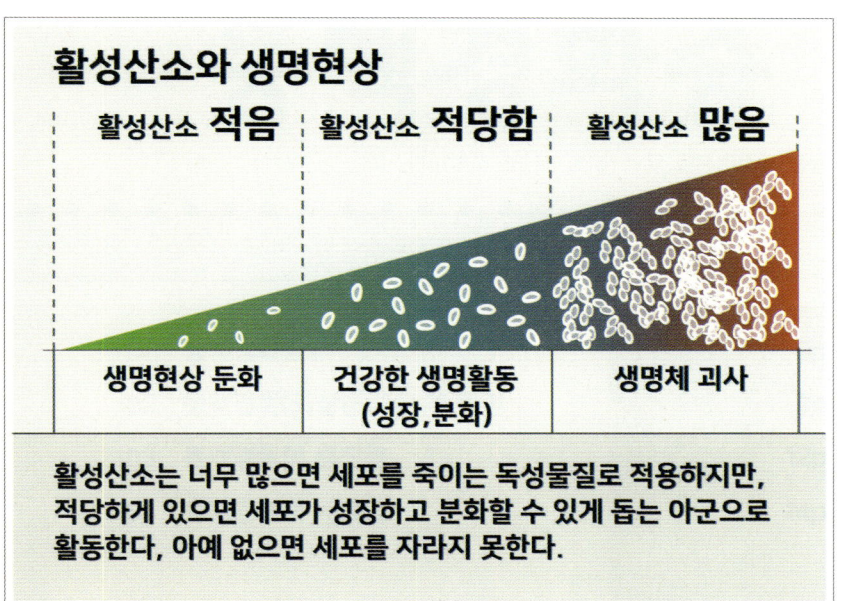

항산화는 과다하게 생성된 활성산소 특히 우리 몸에 유해하게 작동하는 '하이드록실 레디칼(OH기)'같은 활성 산소의 활동을 억제하여 우리 몸 속의 '산화'를 막는 것을 의미한다고 이해하시면 될 것입니다.

그렇다면 체내 활성산소의 비율은 어느 정도가 적정한 수준이고 어느 정도가 과다한 것일까요? 적정한 체내 활성 산소의 적정한 양은 절대적인 수치가 존재하는 것이 아니라 활성 산소의 나쁜 영향을 상쇄시켜줄 체내 항산화 효소 및 항산화 물질의 양과 비례하여 결정됩니다.

예를 들어, 체내 활성 산소가 100이 존재한다고 할 때, 항산화 효소 및 항산화 물질 또한 100이 존재하면, 우리 몸에 문제가 발생하지 않습니다. 하지만, 체내 활성 산소가 50이 존재하여도 항산화 효소 및 항산화 물질이 10 밖에 없다면, 문제가 될 수 있다는 것입니다.

우리 몸의 항산화 물질은 20대를 기점으로 급격하게 줄어드는 것으로 알려져 있는데요. 그럼에도 체내 활성 산소는 오히려 현대인의 생활환경 등으로 인한 여러 요인에 의해 늘어나게 됩니다.

다음 표는 연령대별 체내 활성산소 비율을 100%로 나타냈을 때, 우리 몸에서 만들어내는 가장 강력하고 대표적인 항산화 효소인 슈퍼옥사이드 디스뮤타아제(SOD)의 비율을 감소추세를 알기 쉽게 나타낸 것입니다.

나이에 비례한 SOD와 활성 산소 비율		
20대	SOD – 100%	활성 산소 – 100%
30대	SOD – 90%	활성 산소 – 100%
40대	SOD – 80%	활성 산소 – 100%
50대	SOD – 60%	활성 산소 – 100%
60대	SOD – 40%	활성 산소 – 100%
70대	SOD – 20%	활성 산소 – 100%
80대	SOD – 10%	활성 산소 – 100%

※ 나이가 들수록 외부에서 항산화 물질을 공급 받아야 한다.

연령이 높아질수록 체내 활성 산소 비율에 비해 활성 산소의 활동을 억제해줄 항산화 효소의 비율은 급격히 줄어드는 것을 알 수 있죠. 결국 우리 몸의 건강을 위해서는 나이가 들수록 활성 산소의 생성 자체를 억제하거나 활성 산소의 부작용을 막아주는 항산화 효소 및 항산화 물질의 체내 비중을 높여야 한다는 것을 알 수 있을 것입니다.

항산화

02 활성 산소의 체내 생성

환경오염으로 인한 공해와 자외선의 증가, 인스턴트 식품의 과다 섭취나 과식, 흡연, 격한 운동, 스트레스 등은 체내 활성산소를 과도하게 높이는 주요 원인으로 지목되는데요. 따지고 보면 현대인의 생활환경 자체가 체내 활성 산소를 과도하게 높이는 주요 원인이라 할 수 있습니다.

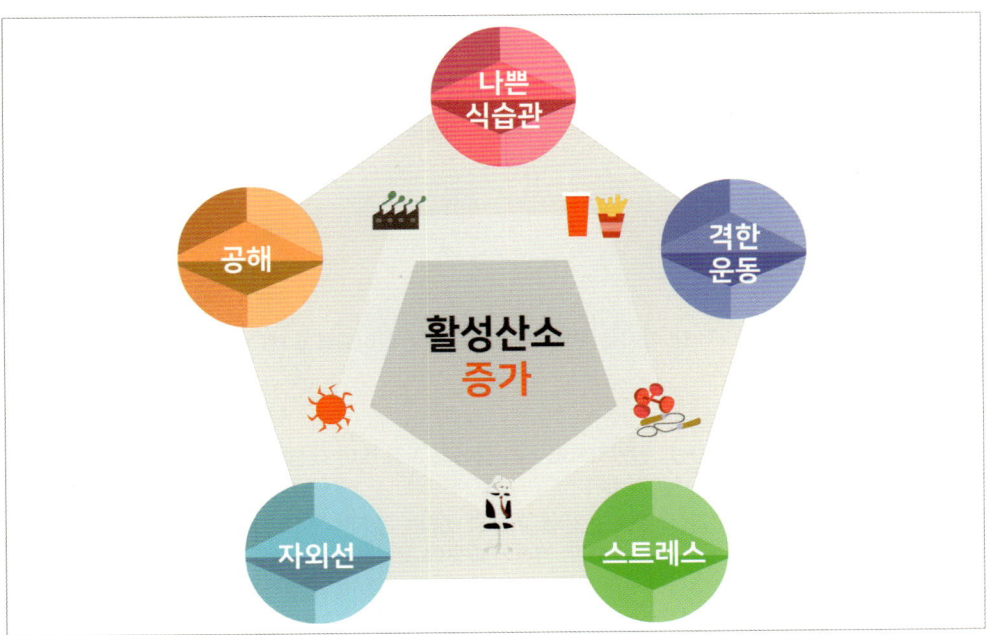

그렇다면, 이러한 활성 산소는 왜 발생하는 것일까요? 사람은 호흡을 통해 산소를 흡입하고, 탄수화물과 지방을 이 산소로 태워 에너지를 발생시켜 생존합니다. 그런데 이렇게 에너지를 만들어 내는 호흡 과정에서 활성 산소가 생성됩니다. 자동차가 연료를 태워 에너지를 만들고 배기가스를 만들어 내는 과정을 떠올리시면 쉽게 이해되실 것입니다.

탄수화물과 지방이 주를 이루는 인스턴트 식품의 과다 섭취나 급격한 에너지 생성이 필요한 격한 운동, 과호흡을 발생시키는 스트레스 등이 체내 활성 산소를 증가시키는 것은 이 때문입니다.

또한 이렇게 생성된 활성 산소는 자외선, 농약, 살충제, 담배연기, 방사선 등에 노출될 때 그 양이 급격하게 늘기도 하며, 처음 생성된 활성 산소의 모습에서 더 유해한 활성 산소로 변화되기도 한다는 점에서 활성 산소의 유해성은 근래 더 높아졌다고 할 수 있습니다.

일상적인 대사활동에서 생성되는 활성 산소는 실제로 그 양도 미미하고, 우리 몸의 항산화 효소 등에 의해 생성되는 즉시 사라진다는 점에서 크게 문제가 되지 않습니다. 또한 우리 몸이 활성 산소는 앞서 설명 드린 것처럼 바이러스에 대한 면역작용 등에 필수적인 것이므로 활성 산소 자체가 나쁜 것도 아닙니다. 다만, 비정상적으로 생성된 과도한 활성 산소는 우리 몸에 독으로 작용하기 때문에 주의를 기울여야 합니다.

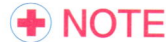

체내 활성산소는 보통 다음 네 가지로 구분되며, 이 가운데 '하이드록실 레디칼(OH기)'이 가장 유해한 것으로 알려져 있습니다.

(1) 슈퍼옥사이드 레디칼(O_2-) : 일반적으로 우리 몸에서 가장 많이 생성되는 활성산소입니다.

(2) 과산화 수소 (H_2O_2) : 과산화수소는 쌍을 이루지 못하는 전자는 갖고 있지만, 조그만 자극에도 불안정한 전자로 변하기 때문에 활성산소에 속한다고 볼 수 있습니다.

(3) 하이드록실 레디칼(OH기) : 하이드록실 레디칼은 과산화수소가 금속 이온이나 방사선, 농약, 항암제, 다이옥신 등과 반응할 때 발생하는 가장 강력한 활성산소이며, 암에 있어서는 발암 물질이되고 발암 촉진 인자도 됩니다.

(4) 일중항 산소 ($-O^2$:싱글레트 옥시젠) : 매우 강한 산화력을 가진 활성산소이다. 과산화수소가 몸속에서 금속이온과 반응하여 생성되기도 하고, 자외선 등에 의해 피부 속에서 발생됩니다.

항산화

03 체내 활성 산소로 인한 폐해들

몸 안에 침투한 세균이나 바이러스를 처리하는데 사용되고 남은 활성 산소는 우리 몸에서 어떤 역할을 하게 될까요?

건강한 사람의 경우 면역기능에 사용되고 남은 활성 산소는 우리 몸이 만들어 내는 항산화 물질인 '슈퍼옥사이드 디스뮤타제(Superoxide Dismutase ; SOD)'등을 통해 제거되어 몸 밖으로 배출됩니다. 이 항산화 물질은 간, 심장, 위, 췌장, 혈액, 뇌 등 모든 부위에 들어있습니다.

그러나 이러한 항산화 물질은 앞서 설명 드린 것과 같이 20대를 기점으로 감소하는 경우가 많으며, 40대에 이르면 전반적인 면역체계 작동에 문제가 나타나 자연적으로 유지되던 항산화 기능이 약화될 수 있다는 점이 문제입니다.

그렇다면, 우리 몸에서 배출되지 못하고 남은 활성 산소들은 어떤 문제를 일으킬까요? 면역기능에 사용되고 남은 활성 산소가 제거되지 못한 상태로 체내에 과다하게 존재할 때 발생할 수 있는 문제들을 정리해 보았습니다.

(1) 암의 유발

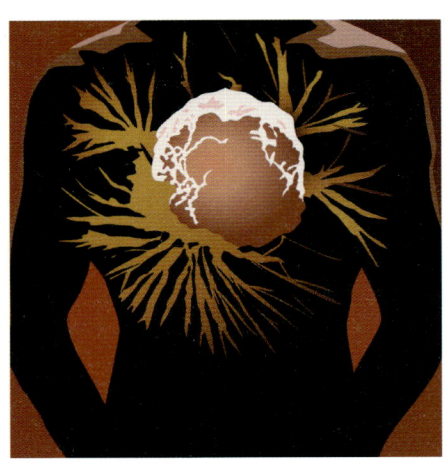

1980년대 이후부터는 암이 활성산소에 의해서도 발병된다는 연구가 진행되고 있으며, 최근 실험에 의하면 건강한 사람의 인체 세포에서는 매 시간 10억개 이상의 세포 자살이 이루어지는데, 만일 이것이 비정상적으로 진행되면 심각한 문제를 초래한다는 것입니다.

즉, 세포 자살이 너무 자주 일어나면, 노인성 치매, 뇌졸중, 심장병 등이 나타나고, 반대로 세포 자살이 지연되면, 바로 암 세포로 변한다는 이론입니다. 그런데 이런 세포 자살의 비정상적인 변화의 주요 원인으로 활성 산소가 지목되고 있습니다.

그밖에 발암 조건으로는 방사선, 농약, 살충제, 의약품 사용, 환경 오염(오존층 파괴, 방사능 오염, 배기 가스 등)뿐만 아니라 진한 커피나 찬 청량음료 등의 지속적인 섭취도 해당됩니다. 앞서 언급한 방사선/화학 요법에 의한 암 치료는 유전자 돌연변이를 일으켜 또 다른 암의 원인이 될 수도 있습니다.

(2) 뇌졸증, 심근경색, 동맥경화

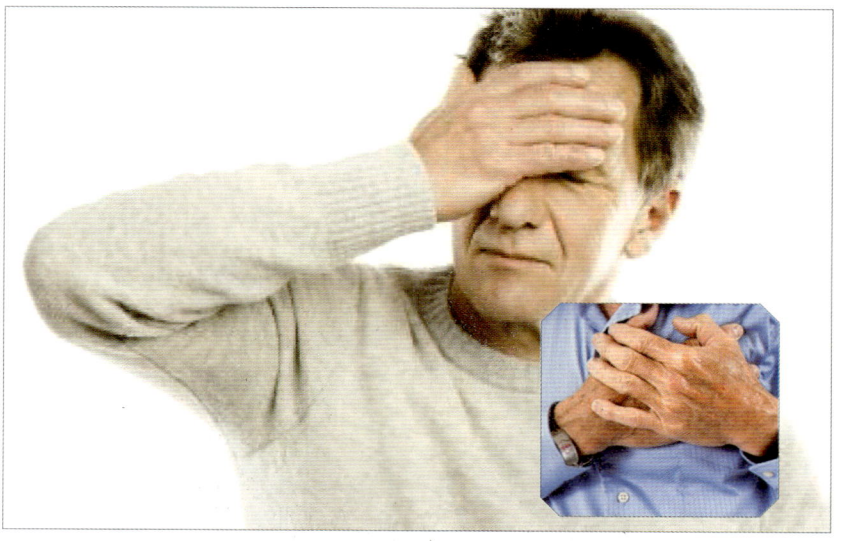

혈액 속의 활성 산소가 증가하면, LDL 콜레스테롤 산화가 더욱 쉽게 촉발됩니다. 이러한 산화의 결과로 생성된 과산화지질은 혈관의 벽에 달라붙어, 혈관 자체를 약화 시키며, 혈관 벽 자체를 파괴하기도 합니다.

혈관의 파괴로 그 말단 세포에 영양 공급이 안되고 48시간 이상 지속된다면 결국 세포들은 죽게 될 것입니다. 이런 과정에서 일어나는 질환이 바로 뇌졸중, 심근경색, 동맥경화 등입니다.

(3) 당뇨병

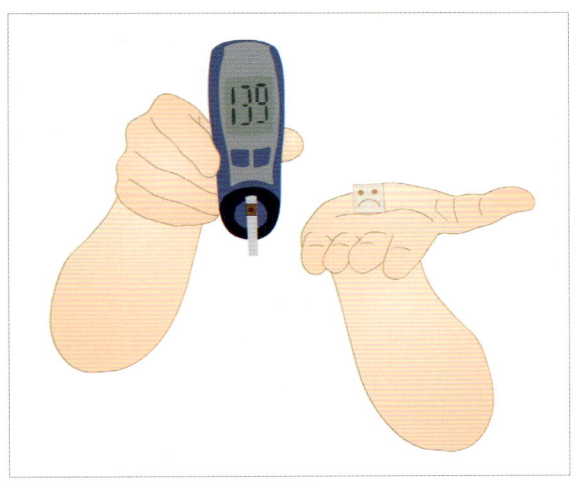

당뇨의 원인은 여러 가지 있으나, 인슐린을 만드는 췌장의 베타세포에 문제가 발생하여 나타나는경우가 대부분입니다. 베타세포에 문제가 발생하면, 인슐린을 분비하지 않거나 세포 내로 당을 흡수하는 인슐린 리셉터 기능이 약화되는데요, 이 결과로 혈액 중의 당이 상승하게 되는 것이죠.

체내 활성 산소와 과산화지질의 증가가 췌장의 베타세포를 손상시켜당뇨병을 유발한다는 최근 연구들은 활성 산소를 당뇨병의 주요 원인 중 하나로 지목하고 있습니다.

(4) 간염

인체의 간장은 가장 튼튼한 기관입니다. 간장의 역할은 인체의 종말 처리장과 같습니다. 간장에는 활성산소를 제거하는 고분자 항산화물인 글루타치온 퍼옥시다제가 대량으로 존재하는 장기로서, 인체의 각 부분에서 운반되어 온 과산화지질을 서서히 분해시킵니다.

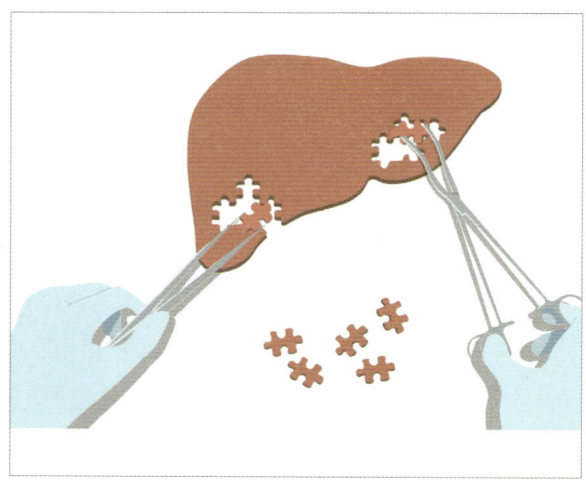

간장에는 활성 산소뿐만 아니라 이를 제거하는 항산화 물질도 함께 공존하는 곳인데, 인체의 기능이 약화되거나 혹은 지나친 활성 산소와 과산화지질이 유입되면, 종말 처리장이 고장이 나는 것처럼 간장에 문제가 발생하게 되는 것이죠.

(5) 신장염

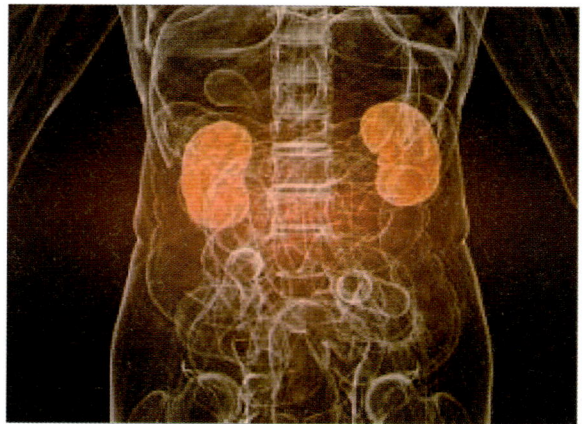

인체에서 활성 산소와 과산화지질이 가장 많이 활동하는 곳은 앞에서 말한 간장과 신장입니다. 체내의 활성산소와 과산화지질의 증가는 바로 신장염을 악화시키는 원인 중의 하나가 됩니다.

(6) 일반 염증

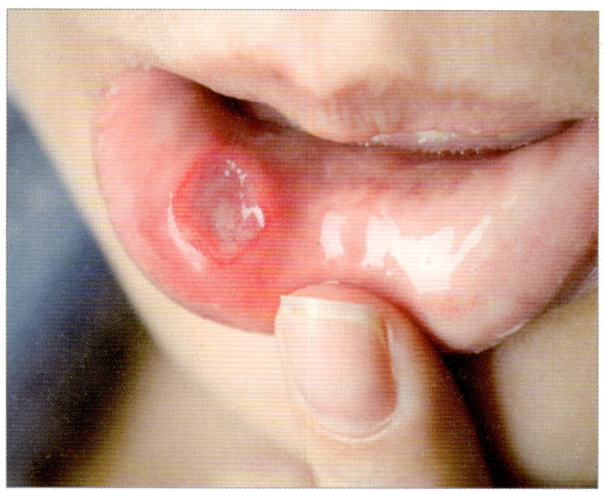

염증은 우리 몸에 들어온 바이러스를 처리하는 과정에서 나타나는 현상입니다. 우리 몸에 들어온 바이러스와 곰팡이 균을 죽일 때에, 주변의 활성 산소와 라이소좀 효소 (활성 산소 용해를 위해 식세포가 활동할 때 생겨남) 등이 주변 조직 세포를 공격하여 부어 오르거나 통증을 느끼거나 열이 나거나 피부가 붉어지는 현상이 생기고 우리는 이것을 염증이라 부릅니다.

이것은 인체가 몸을 이물질로부터 보호하기 위하여 필연적으로 일어나는 반응이라고 할 수 있습니다. 하지만, 체내 활성 산소 농도가 높은 경우 적은 처리해야할 바이러스 이외의 조직세포가 손상되는 염증 반응이 더욱 심화되거나 상시적으로 발생할 수 있습니다.

(7) 교원병

교원병이란 자신의 조직세포 또는 장기를 이물질로 착각하고 림프구가 자기 자신의 세포를 공격하는 병입니다. 이로 인한 염증에서 과잉 활성 산소가 배출됩니다. 또한 체내의 과잉 활성산소는 림프구를 공격, 변형시켜 교원병을 발생시킨다는 보고도 있습니다.

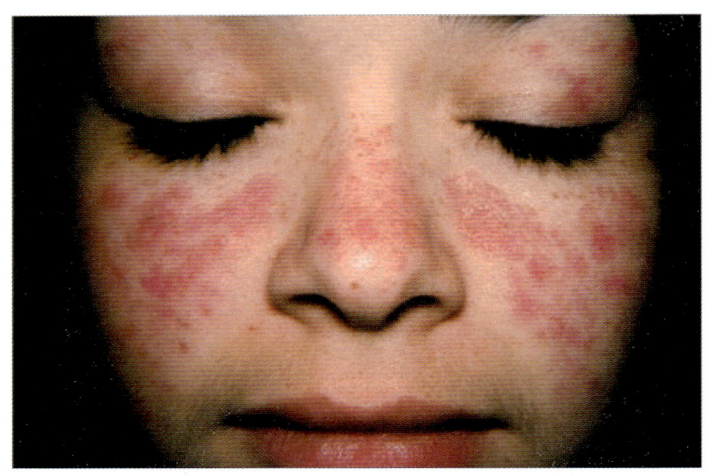

(8) 관절, 류머티즘, 전신성 홍반선 낭창, 진행성 전신 경화증, 피부 근염

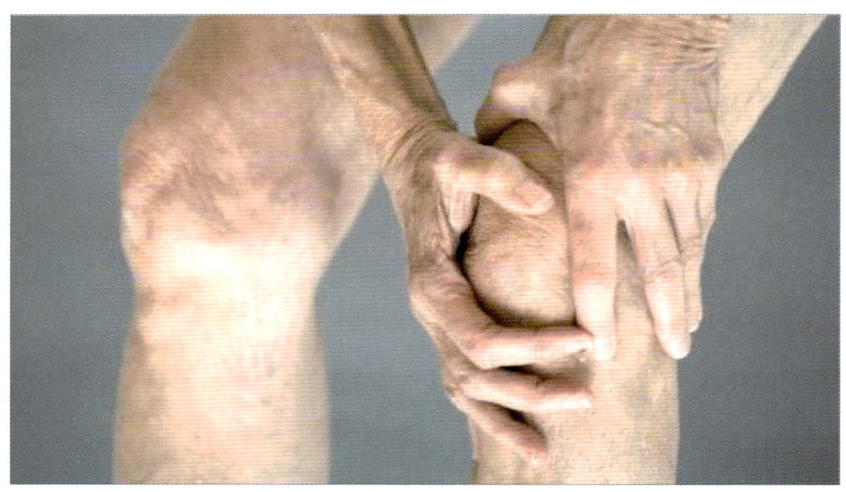

류머티즘 환자의 관절강 내에서 식세포가 대량으로 활성 산소를 만들어내 관절염이 발병하고 악화됩니다. 진행성 홍반선 낭창(SEL)은 환자의 혈액 속에 활성산소를 증가시키는 인자가 들어있어 발생합니다. 진행성 전신 경화증(PSS)라든지 피부근염에도 활성산소가 관여한다는 보고가 있습니다.

(9) 폐경화증

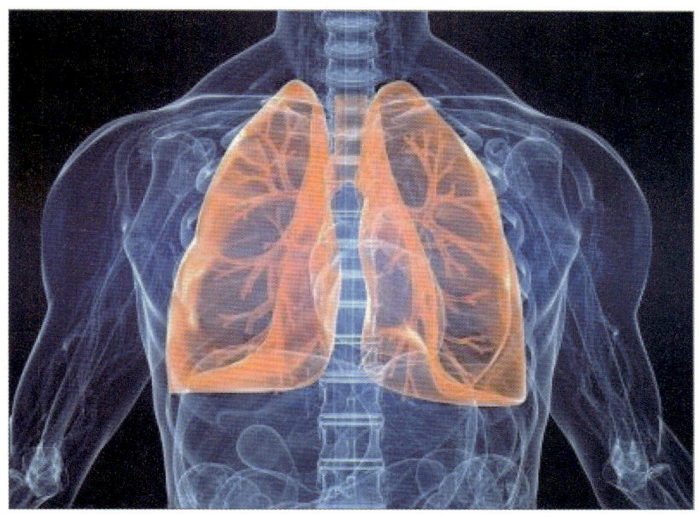

폐경화는 폐의 세포가 파괴되어 폐가 굳어지면서, 호흡을 할 수 없게 되어 사망하는 병입니다. 폐에서 발생한 활성 산소는 교원섬유를 증가시켜 폐경화를 악화시키는 원인 중 하나로 지목되고 있습니다.

(10) 피부궤양, 위궤양, 장궤양

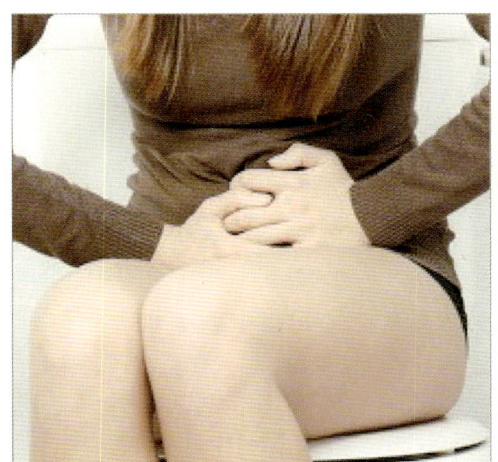
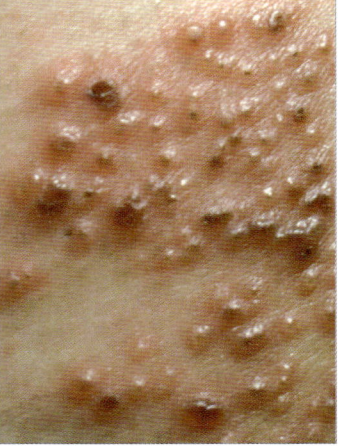

궤양은 표피세포가 염증이나 괴사로 함몰된 상태를 의미합니다. 해당 증상의 위치에 따라 피부궤양, 위궤양, 장궤양 등으로 부르고 있죠. 체내의 과도한 활성 산소는 염증 등을 악화시키고, 정상적인 조직을 괴사시켜 이러한 궤양을 유발하는 원인이 되기도 합니다.

(11) 아토피성 피부염

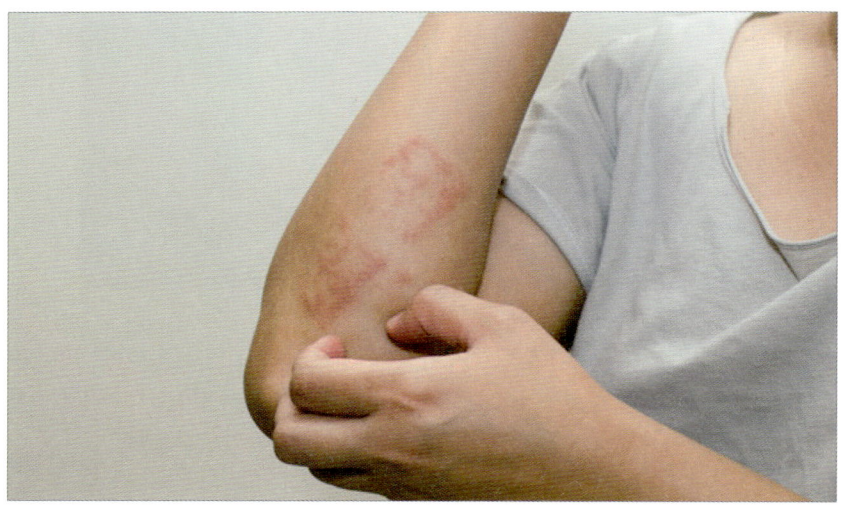

이전에는 어린이에게만 발병했으나, 지금은 모든 연령 층에서 발생하고 있습니다. 주로 환경 오염으로 과잉 활성 산소가 발생하는 것이 주된 원인입니다. 피부의 불포화지방산에 활성산소가 결합하여 과산화지질이 생성되면, 각질층의 보습기능이 파괴되어 피부를 건조하게 만들고 피부염을 악화시킵니다.

아토피성 피부염은 공업도시, 대도시에 많으며, 공기가 맑은 지역에서는 거의 중환자가 없습니다. 아토피성 피부염 환자는 백내장과 같은 합병증이 흔히 목격됩니다. 아토피성 피부염은 음식 개선, 진드기 및 집안 먼지 제거 등으로 해결되지 않으며, 온천요법, 자연식품, 건강 식품, 한방약 등으로도 체질 개선이 쉽지 않습니다.

또한 치료를 위한 스테로이드 복용은 더욱 위험한 일입니다. 아토피성 피부염은 대표적인 공해병입니다. 아토피성 피부염을 해결하려면, 강력한 항산화제의 복용과 피부의 산도를 약 산 성으로 유지하는 것이 가장 중요하며, 환경 오염에서 벗어나는 것이 최상 책입니다.

(12) 파킨슨병

파킨슨 병은 뇌에서 도파민이라는 신경전달물질을 분비하는 중뇌 흑질 신경세포가 소실되어 운동 기능 장애를 일으키는 것으로 치매에 이어 두 번째로 흔한 대표적인 신경계 퇴행성 질환입니다. 거동이 불편하고, 보행장애를 받는 병이죠.

그 동안 활성 산소에 의한 산화스트레스가 주요 원인으로 지목되어 왔는데요, 최근 연구에서는 산화스트레스 반응인자인 Daxx단백질의 과도한 활성이 신경세포 사멸을 촉진해 파킨슨병이 발명하는 것으로 밝혀지기도 했습니다.

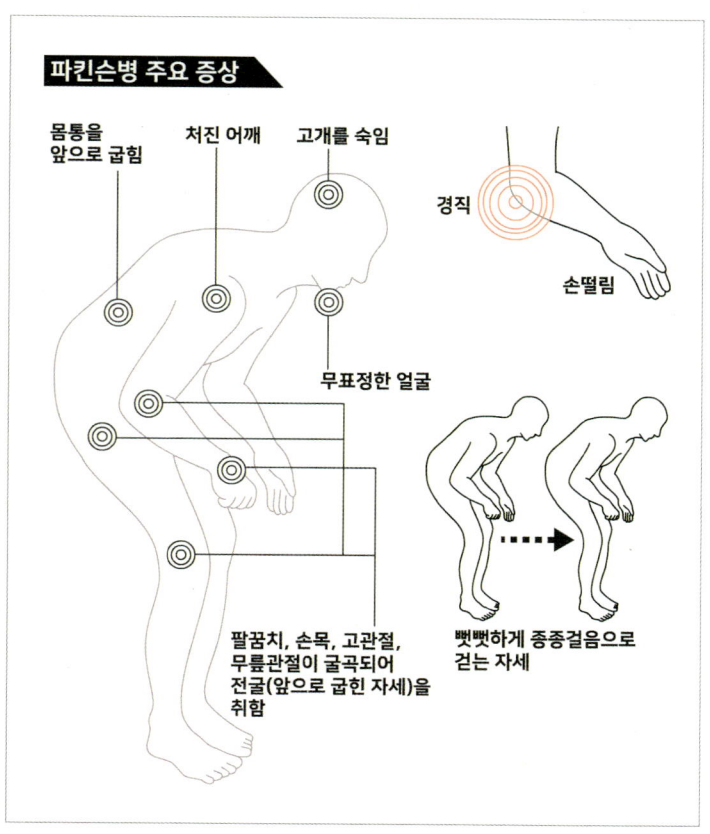

(13) 남성 불임증

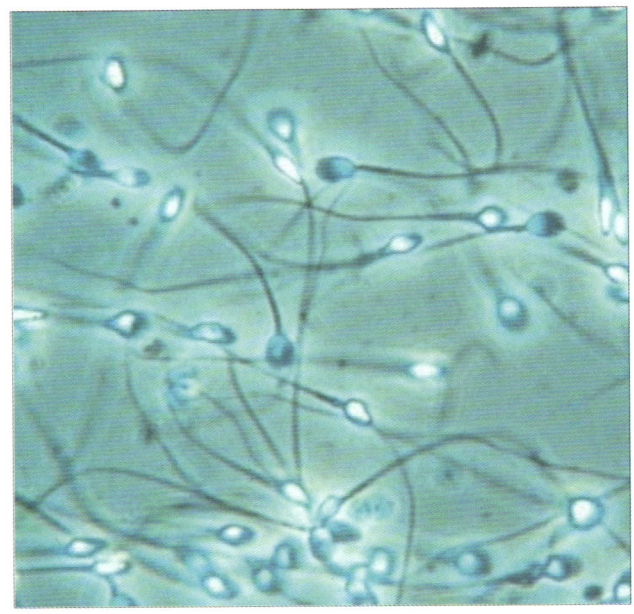

연구에 의하면, 활성 산소는 정자의 기능을 약화시키고, 농약 등 화학물질의 첨가 식품이 정자 수를 감소시킨다고 합니다. 활성 산소가 남성 불임증의 원인이 될 수 있다는 것이죠.

지금까지 체내 활성 산소가 과다하게 존재할 때 나타날 수 있는 문제들을 정리해 보았는데요. 다음으로는 이러한 활성 산소를 제거하여 배출하는데 도움을 주는 항산화 효소와 항산화 물질들에 대해 살펴보도록 하겠습니다.

Part III

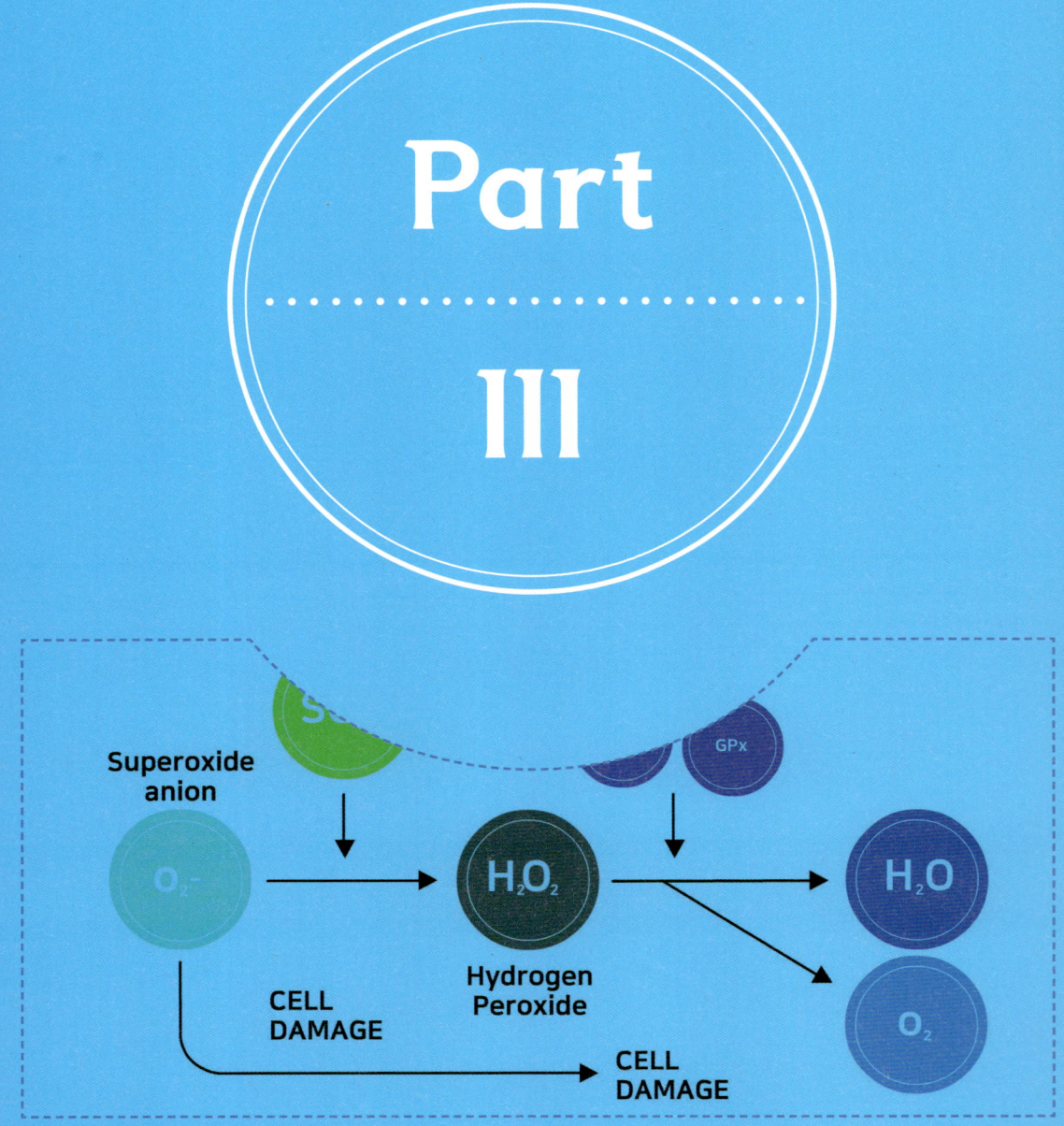

항산화 효소와 물질

01　항산화 효소　　　　　　　　　40p
02　항산화 물질　　　　　　　　　42p
03　약재와 부작용　　　　　　　　55p

01 항산화 효소

항산화 효소와 물질

우리 몸 안의 활성산소로 인한 산화 작용을 억제하는 물질을 항산화 물질이라 통칭할 수 있지만, 보통 우리 몸에서 만들어내는 항산화 물질을 '항산화 효소'로, 식품 등을 통해 섭취하는 물질을 '항산화 물질'로 구분하여 부릅니다.

우리 몸이 만들어 내는 항산화 효소로는 슈퍼옥사이드 디스뮤타아제(SOD, Superoxide Dismutase), 카탈라아제(Catalase), 글루타치온 퍼옥시다아제(GPx, Glutathione Peroxidase) 등이 있습니다.

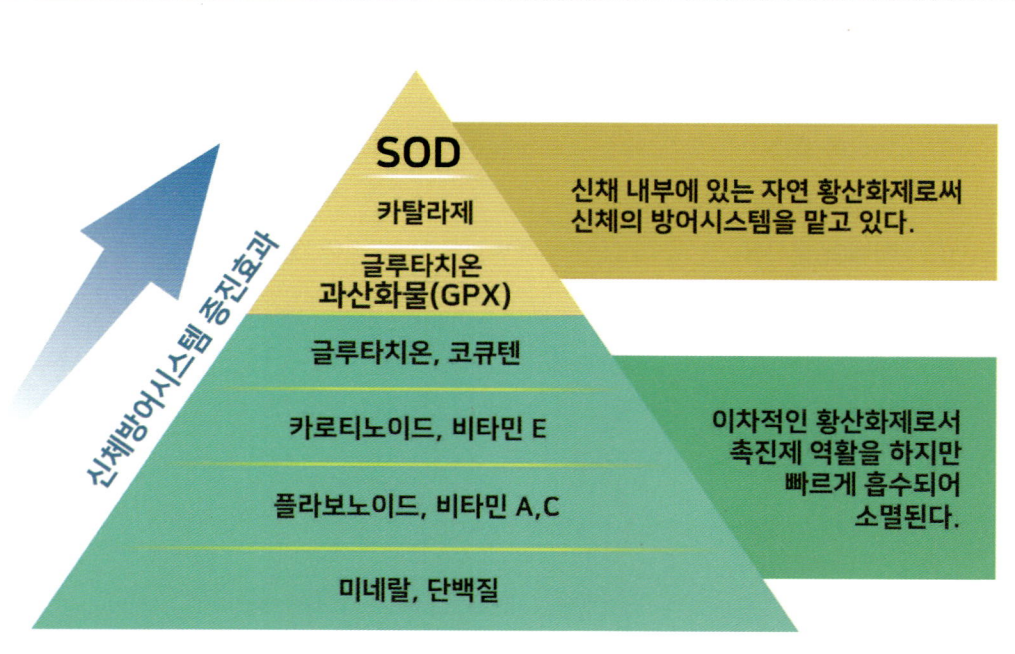

이 효소들은 활성 산소와 만나면 해당 활성산소를 인체에 해가 없는 물질로 변환하여 배출하는 역할을 합니다.

특히 활성산소에 대한 가장 강력한 항산화 기능을 하는 효소로 슈퍼옥사이드 디스뮤타아제(SOD, Superoxide Dismutase)가 자주 언급되는데요, 활성 산소에 대한 신체방어 시스템 중 가장 강력한 항산화 기능을 보이며, 항산화 시스템의 1차 방어벽으로서 가장 중요한 역할을 하기 때문입니다.

슈퍼옥사이드 디스뮤타아제는 인체에 유해한 활성산소인 슈퍼옥사이드 이온이 발생했을 때, 인체에 무해한 산소와 과산화수소로 분해하여 해당 활성 산소의 산화작용을 무력화시키는 역할을 합니다.

카탈라아제와 글루타치온은 슈퍼옥사이드 디스뮤타아제가 만들어낸 과산화 수소를 물과 산소로 변환하여 몸 밖으로 배출시키는 역할을 하죠.

다음 그림은 우리 몸의 항산화 효소가 활성산소를 처리하는 과정을 간략히 나타낸 것입니다.

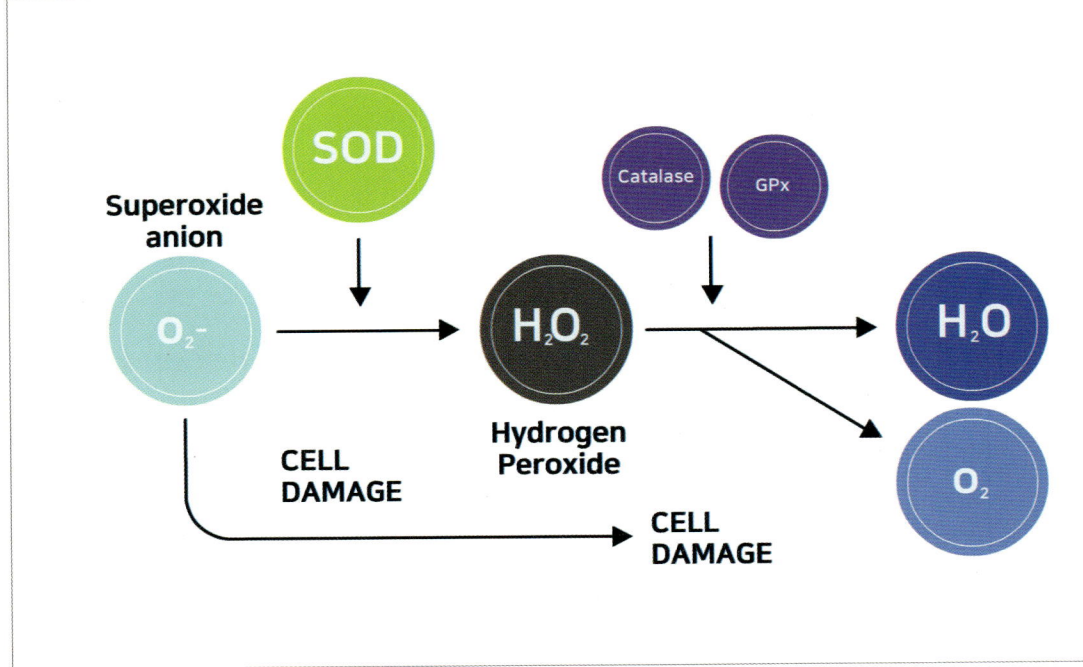

실제로 우리 몸의 항산화 활동은 우리가 식품을 통해 섭취하는 항산화 물질보다 이러한 항산화 효소에 의해 수행되는 부분이 더 크다고 할 수 있습니다. 그럼에도 음식을 통해 섭취하는 항산화 물질들이 갈수록 주목받는 이유는 나이가 들면서 이러한 항산화요소의 체내 생성양이 점점 줄어들기 때문입니다.

02 항산화 물질

식품을 통해 섭취할 수 있는 '항산화 물질'은 '항산화 효소'에 비해 그 기능이나 역할면에서 부차적인 역할을 하지만, 노화에 따라 생산량이 줄어드는 항산화 효소와 달리 제대로 된 식습관을 통해 꾸준히 섭취하면 유지할 수 있기에 최근 더욱 관심을 모으고 있습니다.

이러한 항산화 물질은 크게 세가지 종류로 구분이 가능한데요. '비타민, 미네랄, 폴리페놀'이 그것입니다. 이제 차례대로 살펴보죠.

(1) 비타민

① 비타민C

비타민C는 대표적인 항산화 물질입니다. 주로 세포 손상과 산화를 막아주는데요. 혈액 속 LDL 콜레스테롤의 산화를 막아 혈관의 유지에도 도움을 주며, 임상적으로 감기 예방 등 면역 기능을 돕는 것으로도 알려져 있습니다.

특히 물에 녹는 수용성 비타민이기 때문에 과다복용시 자연스럽게 몸 밖으로 배출되어 부작용이 거의 없는 비타민이기도 하죠. 비타민C가 많이 함유된 식품들로는 브로콜리, 딸기, 키위, 사과, 귤, 피망, 양배추, 여주, 연근 등이 있습니다.

브로콜리	딸기

키위	사과
귤	피망
양배추	여주
연근	

02 | 항산화 물질 43

② 비타민A(베타 카로틴)

비타민A는 눈 건강에 좋은 것으로 많이 알려진 대표적 지용성 비타민입니다. 눈이 빛을 느끼는 데 필요한 망막의 주 성분인 로돕신 생성에 필요한 영양소이기 때문입니다. 야맹증 치료에 사용되기도 하죠.

이 뿐 아니라 비타민A는 피부와 우리 몸의 점막(눈, 목, 폐, 소화기관 등의 점막)을 유지시켜 외부로부터의 감염을 예방하게 해주고, 뼈와 근육등 신체 조직을 강화시켜주기도 합니다. 비타민A는 활성산소를 제거하는 항산화 비타민이기도 한데요. 비타민A의 전구체인 베타 카로틴이 몸 안의 활성산소를 억제해 주기 때문입니다.

비타민A가 많이 함유된 식품들로는 치즈, 계란, 메추리 알, 당근, 시금치, 블루베리, 양배추, 파프리카 등이 있습니다.

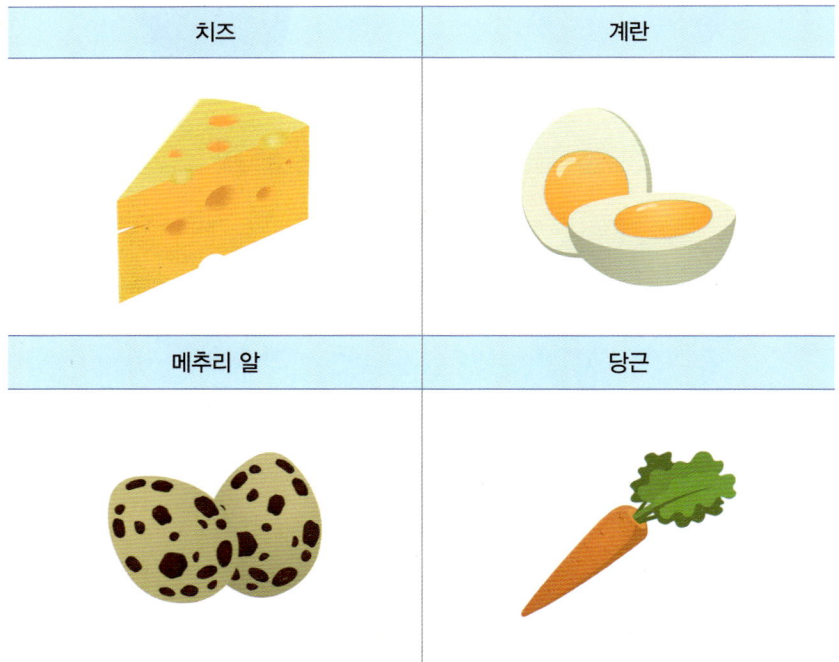

시금치	블루베리
양배추	파프리카

③ 비타민E(토코페롤)

비타민E는 '토코페롤'이란 화학명으로 많이 알려진 지용성 비타민으로서, 우리 몸의 근육, 골수, 간, 지방 조직 등 여러 부위의 생체막에 존재하며 각종 독소와 발암물질(수은, 납, 오존, 아산화질소)로부터 인체를 보호하고 혈관의 탄력을 유지시켜 주기도 합니다.

특히, 생체막을 구성하는 인지질을 산화로부터 보호하는 강력한 항산화 작용을 통해 세포의 노화를 막아줄 뿐 아니라 혈액 내 LDL 콜레스테롤의 산화를 막아 동맥경화 예방 및 혈액순환 향상에 도움을 주는 항산화 비타민이죠.

비타민E가 많이 함유된 식품들로는 시금치, 순무잎, 현미, 올리브, 아몬드, 아보카도 등이 있습니다.

시금치	순무잎
현미	올리브
아몬드	아보카도

(2) 미네랄

항산화와 관련된 미네랄은 셀레늄, 구리, 아연, 망간, 철 등이 있습니다. 이들은 스스로 항산화 기능을 하는 것은 아니지만, 우리 몸이 항산화 효소를 만들어 내는데 필요한 원료로서 매우 중요합니다.

20대 이후부터는 나이가 들수록 생성되는 항산화 효소의 양이 줄어드는데, 미네랄이 부족할 경우 항산화 효소의 생성은 더욱 감소할 수 있습니다.

① 셀레늄

갑상선 호르몬의 주요 구성 성분이며, 성장기 발육 및 성인의 기초대사를 촉진하는 역할을 합니다. 보다 구체적으로는 중금속 중독예방, 노화방지, 항암효과, 해독기능 등의 항산화에 관여하며, 노화 및 동맥경화를 예방하기도 합니다. 또한 비타민C를 재생시켜 비타민C의 효과를 증진시키는 것으로도 알려져 있습니다. 부족시 면역력 저하, 백내장, 용혈성 빈혈, 고혈압, 관절염, 크론씨병, 불임, 황반변성 등을 유발합니다.

셀레늄이 많이 함유된 식품들로는 브라질 너트, 땅콩, 오트밀, 마른 새우, 가다랑어 포, 겨자씨, 돼지 콩팥, 계란, 대게, 굴, 오징어 등이 있습니다.

브라질 너트	땅콩
오트밀	마른 새우

가다랑어 포	겨자씨
돼지 콩팥	계란
대게	굴
오징어	

② 구리

철분의 흡수 및 저장, 저장된 철분의 헤모글로빈 합성을 돕는 필수 미네랄입니다. 이를 통해 빈혈 예방에 도움을 줄 뿐 아니라 혈액 응고와 콜레스테롤 대사에 관여하여, 에너지 생성 및 항산화 과정과 연과되어 있습니다. 부족시 빈혈 류머티스 관절염, 만성피로, 치매, 심부전, 알레르기 과민반응 등이 나타날 수 있습니다.

구리가 많이 함유된 식품들로는 게, 새우, 낙지, 오징어, 아몬드, 코코아가 있습니다.

게	새우
낙지	오징어
아몬드	코코아

③ 아연

세포의 신진대사와 단백질 합성에 관여하는 요소로 면역기능 및 신경을 건강하게 유지시키는 역할을 합니다. 아연이 부족하면 면역력이 저하되어서 미각 장애가 나타날 수 있으며, 상처치유 및 발육 지연, 생식기능 저하, 식욕감퇴 등이 유발됩니다.

아연이 많이 함유된 실품들로는 분홍색의 스테이크, 돼지고기, 소맥 배아, 맥주 효모, 호박씨, 계란, 탈지 분유 등이 있습니다.

스테이크	돼지고기
소맥배아	맥주 효모
호박씨	계란

탈지 분유	
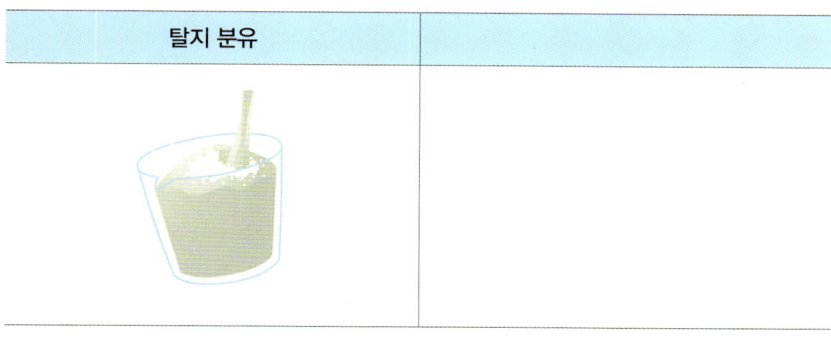	

④ 망간

주로 에너지를 생산하는 '미토콘드리아'에 존재하며 세포 손상을 막고 갑상선 기능을 유지하고 칼슘, 인과 함께 뼈의 대사에 관여합니다. 구리와 마찬가지로 항산화에 관여하는 효소를 활성화시키는데요. 부족시 두통, 피로, 구토, 구역, 이명, 청력저하, 성장부전, 골다공증, 불임증, 피부염 등이 유발될 수 있습니다.

망간이 많이 함유된 식품들로는 아보카도, 헤이즐넛, 현미, 호두 등이 있습니다.

아보카도	헤이즐넛
현미	호두

⑤ 철

체내에서 산소를 운반하는 적혈구인 헤모글로빈, 근육 속의 미오글로빈을 구성하는 성분으로 체내 산소의 원활한 공급에 주요한 역할을 합니다. 부족할 경우 두통, 빈혈, 손발톱 으스러짐, 만성 피로, 탈모 등이 유발될 수 있습니다.

철분이 많이 함유된 식품들로는 돼지 간, 소 콩팥과 간, 날 것인 대합조개, 붉은 색의 고기, 계란 노른자, 달팽이, 땅콩류, 콩류, 아스파라거스, 오트밀 등이 있습니다.

돼지 간	소 콩팥, 간
날것인 대합조개	붉은 색의 고기
계란 노른자	달팽이

땅콩류	콩류

아스파라거스	오트밀

(3) 폴리페놀

폴리페놀은 식물 속에 들어있는 페놀화합물을 통틀어 이르는 말로 마테인(마테), 카테킨(녹차), 안토시아닌(블루베리, 딸기), 이소플라본(콩), 클로로겐산(커피), 세사민(참깨)등이 있으며 실제 그 종류는 수천 가지에 이릅니다.

마테차	녹차

블루베리, 딸기류	콩
커피	참깨

03 약제와 부작용

항산화 물질의 섭취가 자연상태의 과일이나 식물을 통해서 이루어 질 경우 과다복용 자체가 어렵기 때문에 부작용이 크지 않습니다. 하지만, 현대인의 식습관이나 생활패턴으로 인해 해당 물질의 섭취가 자연 상태의 식품이 아닌 각종 보충제 형태의 약제로 이루어질 경우 과다복용으로 인한 부작용이 발생할 수 있습니다. 비타민, 미네랄 등의 보충제 섭취는 자신에게 부족한 영향소를 이해하고 섭취하는 것이 가장 바람직합니다.

여기에서는 항산화 물질 섭취를 위한 약제 복용시 유의점과 과다 복용시의 부작용 등을 간략히 정리해 보았습니다.

※ 권장량 표기 단위는 mg(미리그램)과 μg(마이크로그램)이 사용되었습니다. 1mg(미리그램)은 1000μg(마이크로그램)입니다.

(1) 비타민

① 비타민C

비타민C는 물에 녹는 수용성 비타민으로 조금 과하게 복용하더라도 몸 밖으로 쉽게 배출되므로 비교적 부작용이 적은 비타민입니다. 하지만 부작용이 전혀 없는 것은 아닙니다.

비타민C의 성인기준 권장 섭취량은 1일 100mg 정도인데, 1일 2g이상 섭취 시 복통과 설사를 유발할 수 있으며, 3g이상 섭취 시 요산증가 현상이 나타납니다. 때문에 장기간 고용량을 섭취할 경우 신장결석이 증가할 수 있습니다.

② 비타민A

비타민A는 물에 녹지 않는 지용성 비타민으로 과다 복용할 경우 비타민C와 달리 몸 밖으로 쉽게 배출되지 않기 때문에 더욱 주의가 필요합니다.

비타민A의 일일 섭취 권장량은 700mg이며, 과다 복용하게 될 경우 독성 효과가 나타날 수 있습니다. 독성의 주요 증후로 피로감, 두통, 구역질, 설사, 식욕 부진, 체중감소, 피부건조, 어지러움 등이 나타날 수 있으며, 심한 경우에는 간 손상, 출혈, 혼수 등이 나타날 수도 있습니다. 특히 임신부가 과잉 섭취할 경우 태아의 조산과 기형을 불러올 수 있으므로 일일 권장량을 초과하지 않도록 주의해야 합니다.

또한 폐암이나 심장 질환 치료를 받고 있거나, 여드름, 건선, 체중감량 등의 약을 복용하고 있는 경우 약물이 부정적으로 상호작용할 수 있으므로 개인 판단에 의해 보충제 형태로 비타민A를 섭취해서는 안 됩니다.

③ 비타민E

비타민E 역시 비타민A와 같은 지용성 비타민입니다. 비타민E의 일일 권장량은 10mg이며 과다 복용시 위불쾌감, 구역, 설사, 변비, 피부 발진 등이 나타날 수 있고, 혈소판 응집을 막는 효과로 인해 상처 발생시 출혈의 위험성이 증가할 수 있습니다.

고지혈증 치료를 위한 혈전 용해제, 항응고제를 복용하고 있다면, 보충제 형태의 비타민E 섭취를 피해야 하며, 에스트로젠이 포함된 경구용 피임약을 복용하는 여성의 경우 비타민 E가 피임약의 효능을 감소시킬 수 있음을 유의해야 합니다.

종류	권장량 (성인, 1일 기준)	과다 복용시 부작용	복용시 유의점
비타민C	100mg	2g이상 섭취 시 복통과 설사 유발, 3g이상 섭취 시 요산증가 현상 발생, 장기간 고용량을 섭취할 경우 신장결석이 증가 가능성 높임	
비타민A	700mg	피로감, 두통, 구역질, 설사, 식욕 부진, 체중감소, 피부 건조, 어지러움증 발생	폐암이나 심장 질환 치료를 받고 있거나, 여드름, 건선, 체중감량 등의 약을 복용하고 있는 경우 약물이 부정적

		심한 경우 간 손상, 출혈, 혼수 발생 임신부가 과잉 섭취할 경우 태아의 조산과 기형 가능성을 높임	상호작용할 수 있으므로 개인 판단에 의해 보충제 형태로 비타민A를 섭취해서는 안됨
비타민E	10mg	위불쾌감, 구역, 설사, 변비, 피부 발진 발생 상처의 출혈 위험성 증가	고지혈증 치료를 위한 혈전 용해제, 항응고제를 복용하고 있다면, 보충제 형태의 비타민E 섭취를 피해야 하며, 에스트로젠이 포함된 경구용 피임약을 복용하는 여성의 경우 비타민 E가 피임약의 효능을 감소시킬 수 있음을 유의해야 함

(2) 미네랄

① 셀레늄

셀레늄의 성인, 1일 기준 권장량은 50~200μg으로 매우 적은 양입니다. 셀레늄의 경우 400μg이상 섭취하게 될 경우 셀레늄의 독성으로 구역질, 정서불안, 탈모 등의 증상이 발생할 수 있습니다.

② 구리

구리의 성인, 1일 기준 권장량은 800μg으로 과다 복용하게 되었을 경우 피로, 우울증, 공격적 성향, 주의집중 장애, 과잉행동, 안면 두통 기억력 저하, 근육 경련 및 관절 통 골다공증 등을 유발할 수 있습니다.

③ 아연

아연의 성인 남성 1일 기준 권장량은 15mg, 여성은 12mg입니다. 사실 아연은 거의 무해하지만, 150mg 이상 과다 섭취하게 될 경우 안면근육의 일그러짐, 손발의 떨림, 부정확한 의사전달 등의 부작용이 나타날 수 있습니다.

④ 망간

망간의 성인 1일 기준 권장량은 3mg입니다. 망간이 과잉 섭취될 경우 식욕부진, 근육통, 정신 흥분, 환각, 기억장애 등이 나타날 수 있으며, 심한 경우 파킨슨 병과 유사한 증상을 보이거나 경직 등의 증상이 나타날 수 있습니다.

망간은 일상적인 식사를 하는 건강한 사람의 경우 결핍증이 보고된 바가 없고, 과다 복용시 많은 부작용이 있으므로 건강한 사람은 별도의 망간용 보충제를 이용할 필요가 없습니다.

⑤ 철

철분의 경우 성인 1일 권장량은 10mg 내외입니다. 철분제를 과다 복용하게 되면, 철분제 고유 독성이 만들어지는데요, 복통, 구토, 메스꺼움, 변비 등이 나타날 수 있습니다.

종류	권장량 (성인, 1일 기준)	과다 복용시 부작용	복용시 유의점
셀레늄	50~200μg	구역질, 정서불안, 탈모	
구리	800μg	피로, 우울증, 공격적 성향, 주의집중 장애, 과잉행동, 안면 두통 기억력 저하, 근육 경련 및 관절 통 골다공증	
아연	15mg	안면근육의 일그러짐, 손발의 떨림, 부정확한 의사전달	
망간	3mg	식욕부진, 근육통, 정신 흥분, 환각, 기억장애	망간은 일상적인 식사를 하는 건강한 사람의 경우 결핍증이

			보고된 바가 없고, 과다 복용시 많은 부작용이 있으므로 건강한 사람은 별도의 망간용 보충제를 이용할 필요가 없음
철	10mg	복통, 구토, 메스꺼움, 변비	

Part IV

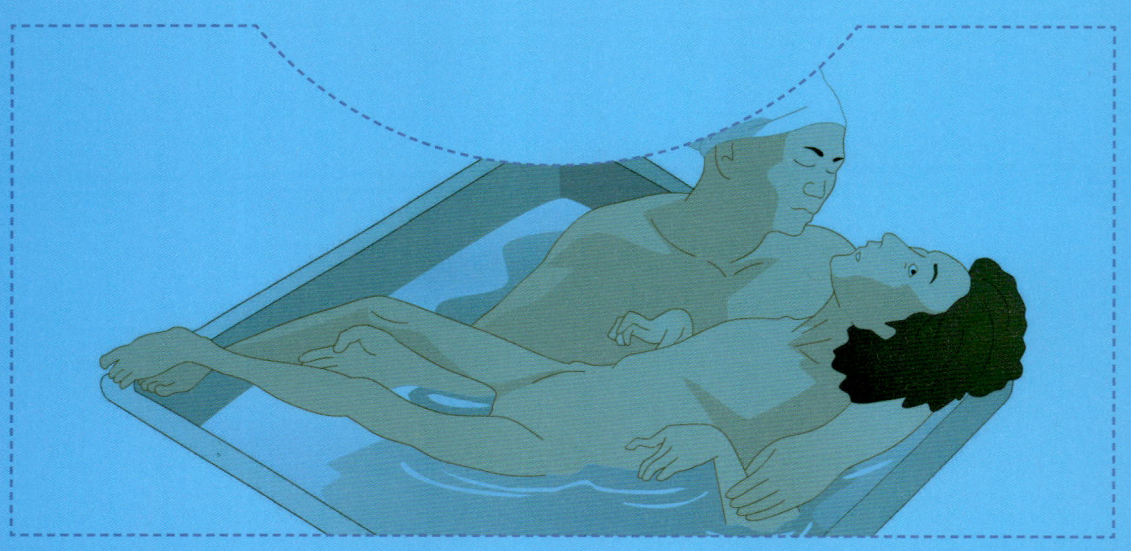

중금속의 체내 축적

01 중금속이란? 62p
02 중금속의 축적 과정 63p
03 중금속의 해악들 69p

중금속의 체내 축적

01 중금속이란?

흔히 중금속이라 하면 납, 수은, 카드뮴 등을 떠올리게 되고 무조건 인체에 유해한 금속 성분이라 생각합니다. 그러나, 이러한 생각은 반은 맞고 반은 틀리다고 할 수 있습니다.

화학적으로 정의되는 중금속이 무조건 우리 몸에 해로운 것은 아닙니다. 중금속은 금속의 비중이 4~5 이상의 무거운 금속을 의미하는 데요. 앞 장에서 언급되었던 필수 미네랄 가운데, 철이나, 아연, 구리, 망간, 셀레늄 등도 중금속에 속합니다.(사실 일반 사람들이 알고 있는 금속 중에서 중금속이 아닌 금속을 찾는 것이 더 어려울 정도죠.)

어느 것이나 그렇지만, 중금속의 위험성은 적정량을 벗어나 체내에 축적되는 것에 있습니다. 특히 중금속들은 생명체 내에서 분해되지 않고 축적되기 때문에 오염된 환경 안에서는 먹이사슬의 상층으로 갈수록 그 농도가 점점 커지기 때문에 최근 더욱 심각한 문제로 받아들여지고 있는 상황입니다. 이 때문에 각 국가들은 법으로 이러한 중금속의 함유량을 제한하고 있는 것이죠.

우리나라에서 법으로 기준을 정하고 있는 중금속은 납, 카드뮴, 수은, 메틸수은, 주석, 비소가 대표적이며 특히 납과 카드뮴의 경우 노출량 증가 등으로 인해 식품 함유량에 대한 법적 기준이 더욱 엄격해지는 추세에 있습니다.

중금속의 체내 축적

02 중금속의 축적 과정

중금속의 체내 축적은 중금속이 포함된 음식물 섭취, 공기중에 포함된 오염물 호흡 및 피부 노출등을 통해 이루어집니다.

2015년에 이루어진 국립환경과학원의 조사 결과에 따르면, 국내 성인의 체내 중금속 농도는 다른 선진국 보다 높게 나타나기도 했는데요. 납 농도는 1.94㎍/㎗로 미국 성인의 1.09㎍/㎗, 캐나다 성인의 1.1㎍/㎗보다 높았으며, 카드뮴도 평균 0.38㎍/L로 미국 성인(0.19㎍/L)보다 높았고, 수은의 경우에는 국내 성인이 3.11㎍/L로 미국 성인(0.86㎍/L), 캐나다 성인(0.79㎍/L)보다 월등히 높았습니다.

국내 성인의 체내 중금속 농도가 미국이나 캐나다 성인에 비해 높게 나타난 것은 수산물 및 곡물섭취가 많은 식습관에 기인한다는 의견도 있지만, 사실 그것 이외에도 환경오염의 상황, 직장내 작업환경 등 여러 가지 요인이 복합적으로 작용한 결과 일 수 있습니다.

여기에서는 체내 중금속 유입 통로가 되는 식품, 호흡기 및 피부 노출에 대해 설명 드리겠습니다.

(1) 식품

일반적으로 수은은 바다 생선에 비교적 많이 존재하며, 납과 카드뮴은 곡물, 해조류 및 어패류, 오징어 등에 상대적으로 많이 포함된 것으로 알려져 있습니다만, 시판되는 식품 원재료나 가공식품의 경우 엄격한 법적 기준을 넘는 경우가 거의 없어 그것 자체로 위험성이 존재한다고 보기는 어렵습니다. 단정적으로 말씀드리면, 중금속 축적을 예방하기 위해 피해야할 음식은 존재하지 않습니다.

식품을 통해 중금속이 유입되는 경우는 사실 특정한 종류의 식품 때문이 아니라 오염된 지하수,중금속에 오염된 물이나 환경에서 재배되거나 자란 식재료로 인한 경우가 많습니다. 또한 식재료 자체가 안전하게 재배되었을 경우에라도 가공 및 조리 과정에서 사용되는 도구나 가공이후 식품 저장을 위한 용기의 문제로 식품 섭취 과정에서 중금속이 체내로 유입될 가능성이 높습니다.

때문에 중금속 분진을 배출하는 공장 주변의 농작물이나 폐수로 오염된 하천의 물고기 및 어폐류는 피해야 하며, 수질 검사가 안된 지하수나 노후된 수도관의 물, 오래된 알루미늄 캔, 알루미늄 호일, 중금속이 포함된 도자기 등에 닿은 음식물은 주의해야 합니다.

다만, 2017년 4월 식품의약품안전처의 안전관리 강화 보도자료를 보면, 기후 변화 및 환경오염 증가 식생활 다변화 등의 사회적 환경 변화가 중금속에 대한 노출을 증가시키고 있다는 점은 유의해야 할 것입니다.

식품의약품안전처의 '식품 중 중금속(납, 카드뮴) 안전관리 강화(2017. 4. 27)' 보도자료에 명시된 기준 강화의 주요 내용을 살펴보면 다음과 같습니다.

① 카드뮴은 수산물 소비가 증가하면서 식품을 통한 총 노출량이 '10년 0.189㎍/kg·bw/day에서 '15년 0.292㎍/kg·bw/day로 54% 증가하여 노출 기여도가 높은 오징어와 미역의 기준을 우선 강화·신설

② 납의 경우 총 노출량이 '10년 0.348㎍/kg·bw/day에서 '15년 0.210㎍/kg·bw/day로 40% 감소하였으나, 연령별로 분석할 경우 유아의 노출 수준이 성인에 비해 높고 납 독성이 유아에서 더 큰 영향을 주는 것으로 알려져 유아가 많이 섭취하는 사과·귤·딸기(장과류)에 대해서 기준을 강화

③ 납 오염도가 높아 관리가 필요한 것으로 평가된 들깨, 갑각류, 오징어, 미역에 대해서는 납 기준을 신설 또는 강화

(2) 호흡기 및 피부 노출

최근 환경오염 문제의 가장 큰 이슈가 되고 있는 미세먼지는 그것 자체로도 문제이지만, 그 안에 포함된 중금속으로 인해 호흡기로 인한 중금속 노출은 점차 증가하고 있는 추세입니다.

현실적으로 보면, 우리 체내의 중금속 유입은 식품에서 보다 호흡기 및 피부 노출에

의한 경우가 더 많을 수 있습니다.

2014년 한국지질자원연구원 이평구 박사팀이 대전 지역에서 채취한 초미세 먼지의 중금속 함량을 확인한 결과에 따르면, 초미세 먼지의 평균 중금속 함량은 납 2520PPM, 카드뮴 44PPM, 비소 290PPM으로 매우 높은 수치를 보였는데요. 이러한 상황은 현재 더욱 악화되었을 것으로 추측되기도 합니다.

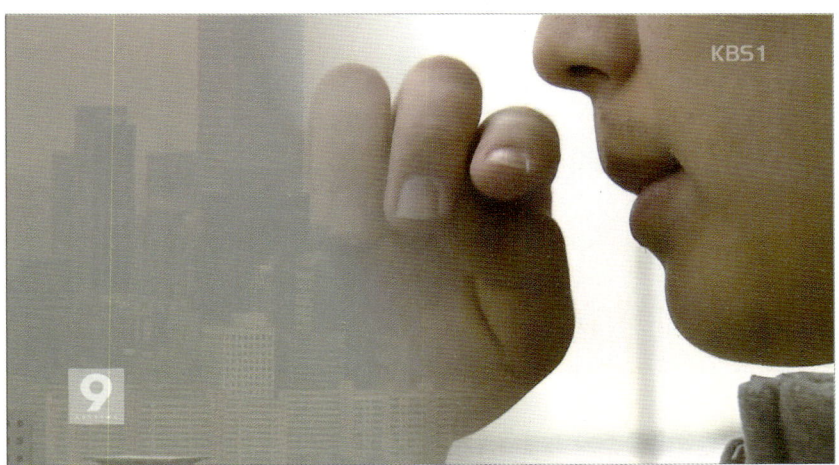

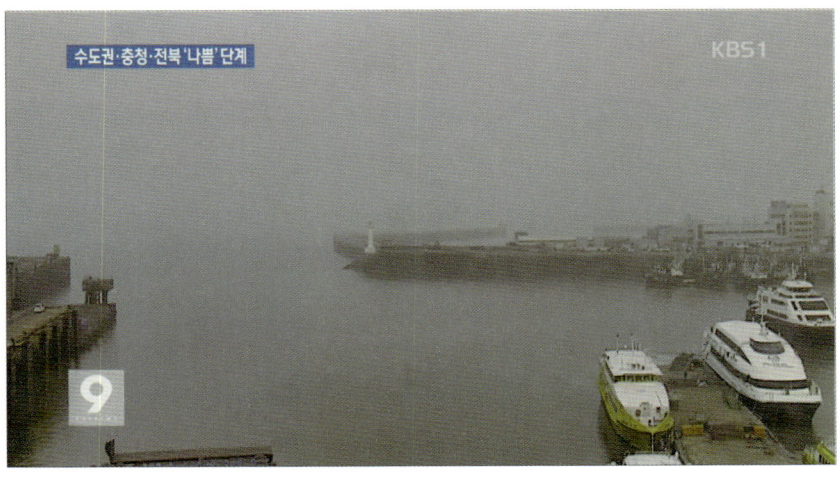

〈 출처 KBS 뉴스 〉

02 | 중금속의 축적 과정   65

그런가 하면 흡연 역시 호흡기를 통해 각종 중금속을 체내로 유입시키는 주요 통로가 되는데요. 흡연자들은 담배를 피우지 않는 사람에 비해 몸속에 중금속이 쌓일 위험이 최대 24에 달한다는 연구 결과가 있을 정도입니다.

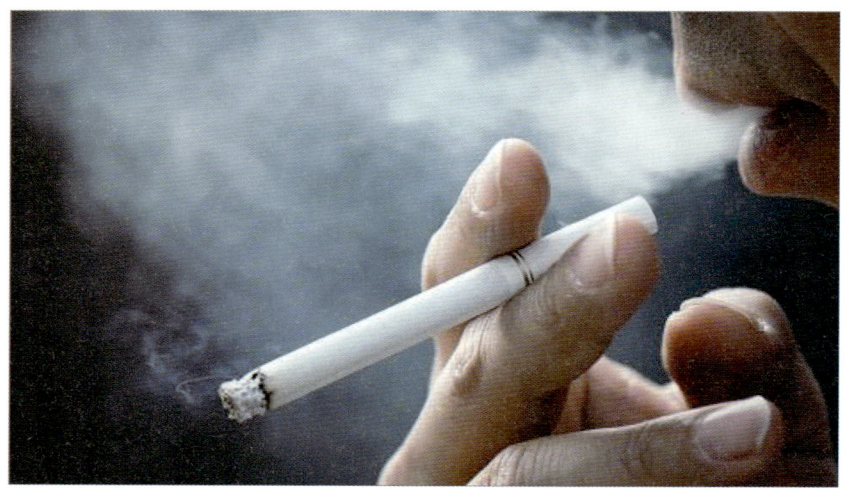

이러한 중금속은 피부 노출을 통해서도 체내에 축적됩니다. 미세먼지는 물론이고, 중금속이 포함된 유아용 장난감, 화장품, 장신구, 의류, 가구, 건물 내장재 등이 문제가 되는 경우도 많습니다.

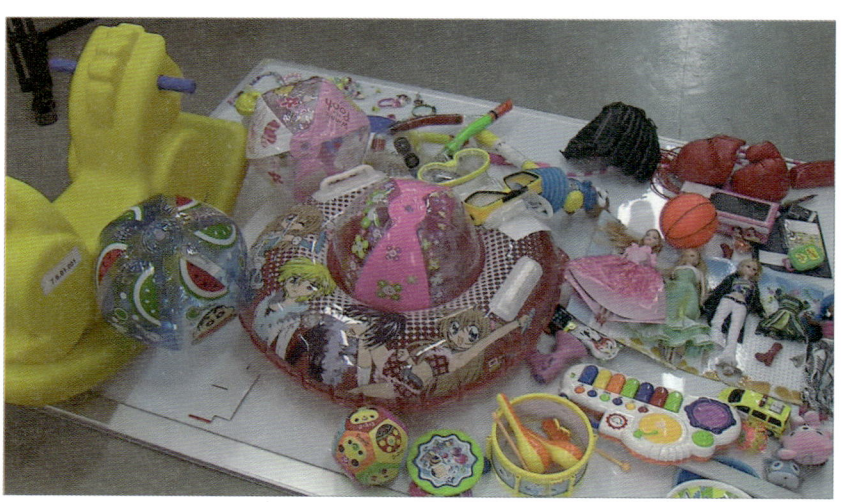

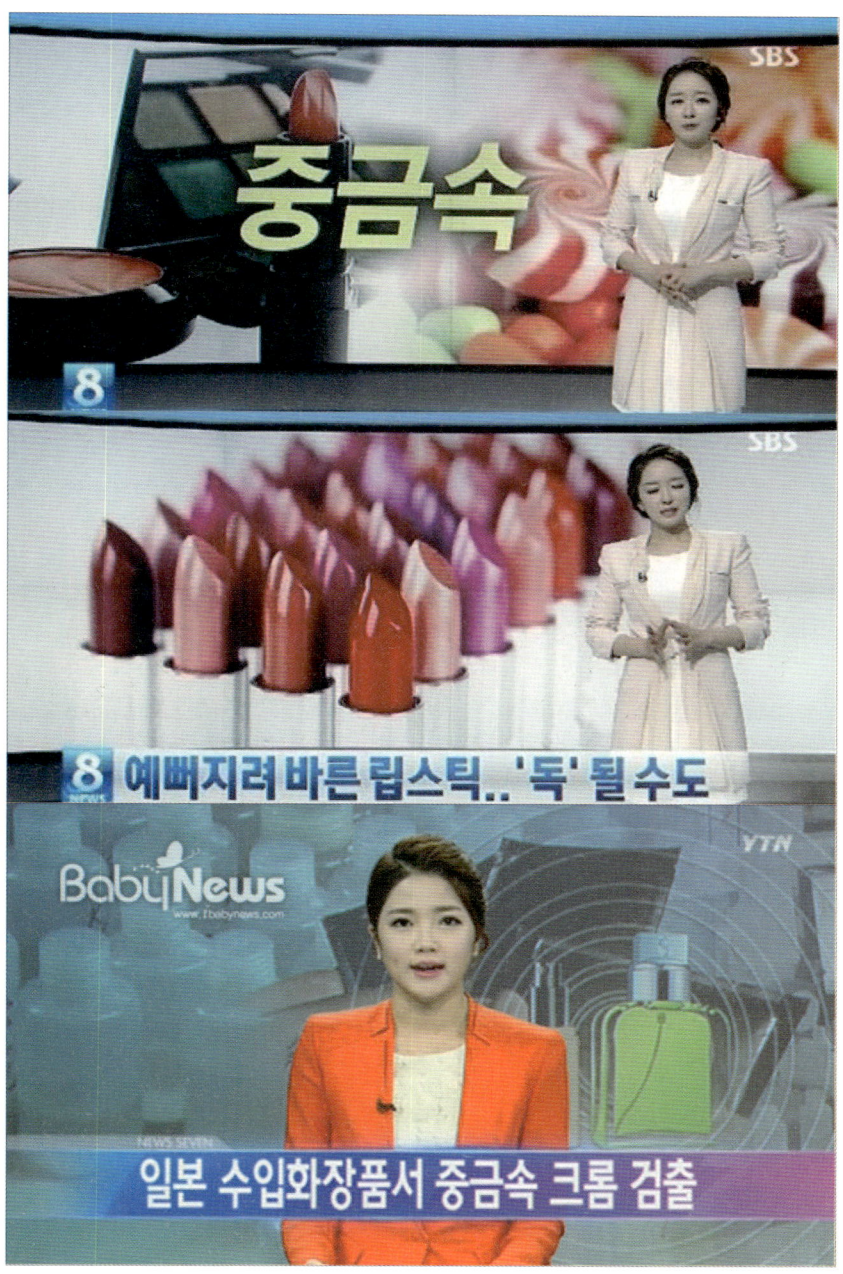

〈 출처 SBS / YTN 뉴스 〉

특히 직업에 따라 중금속 노출이 더욱 심각해질 수 있는 경우도 많은데, 작업장에서 직접적으로 중금속을 다루거나 중금속을 직접 다루지 않더라도 작업환경에서 중금속 노출이 심한 분들은 마스크나 작업복 규정을 준수하여 체내 중금속 축적에 더욱 유의해야 합니다.

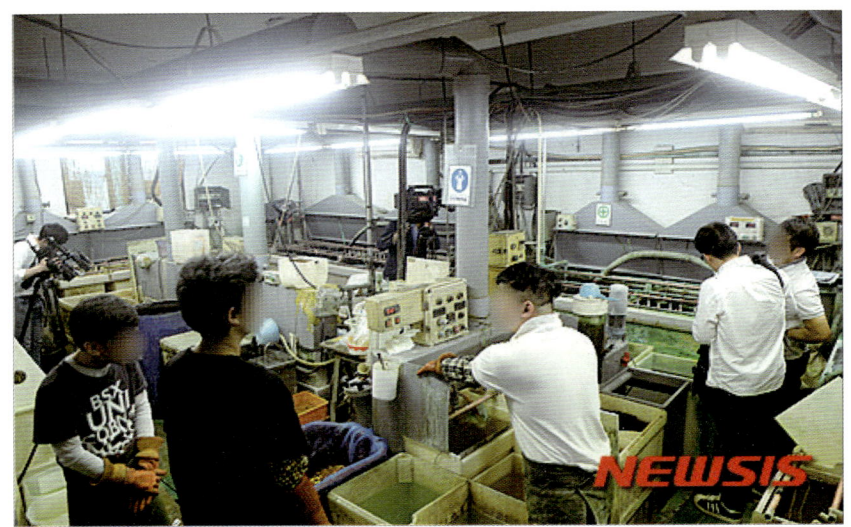

〈 출처 NEWSIS 뉴스 〉

중금속의 체내 축적

03 중금속의 해악들

중금속은 일정량이 축적되기 전까지는 우리 몸에 별다른 증상을 나타내지 않습니다. 그러다가 일정 수준 이상이 축적되면 증상을 보이게 되는 것이죠. 특히 납, 카드뮴, 수은은 체내 축적으로 인한 질병으로 사망까지 이를 수 있는 매우 위험한 중금속입니다.

여기에서는 중금속이 일정 수준이상 축적될 경우 나타나는 병증과 중금속이 우리 몸 안의 유해 활성 산소와 결합하여 발생하는 문제들을 살펴보도록 하겠습니다.

(1) 납

납성분은 뇌로 가는 신경다발에 영향을 미치는 것으로 알려져 있습니다. 이 때문에 지능저하 및 지적장애를 유발하기도 하죠. 성인을 기준으로 혈중 농도가 40-50ug/dL 이상이면 납 중독 상태라고 할 수 있습니다.

납중독에 의한 병증으로는 빈혈과 피로, 두통, 불면증, 구토, 기억력과 집중력 장애, 심한 복통, 경련통, 청각장애, 뇌전증, 불임 등이 있습니다. 또한 임신중 납중독이 되면, 사산, 유산, 조산이 나타날 수 있고, 태아의 신경학적 발달에도 장애가 나타날 수 있습니다.

(2) 카드뮴

카드뮴 중독은 신장과 뼈에 문제를 발생시킵니다. 카드뮴은 체내에 칼슘 흡수를 방해하는 중금속으로 체내에 들어오면 혈류를 타고 간과 신장으로 확산됩니다. 신장에 축될 경우 신장 기능을 저하시켜 신부전증을 유발하기도 하며, 철분대신 뼈에 흡수되어 뼈에 칼슘의 흡수를 차단하고 뼈를 연골화시켜 통증을 일으키기도 합니다.

일본의 4대 공해병의 하나로 유명한 **이타이이타이 병**이 바로 카드뮴 중독에 의한 것입니다. 척추와 다리에서 강한 고통이 나타나며 뼈의 기형과 골절을 유발하는 병으로 알려져 있죠.

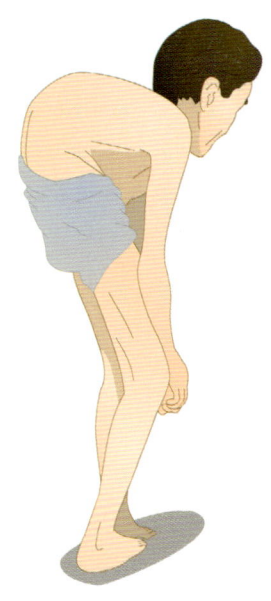

〈 이타이이타이 병 환자 〉

(3) 수은

수은은 신경계통에 문제를 일으키는데요. 수은에 중독되면 말초감각신경섬유의 퇴화로 인해 운동신경전달속도가 감소하게 됩니다. 이 때문에 사지, 혀, 입술의 떨림, 혼돈, 그리고 진행성 보행 실조, 발음장애 등이 나타날 수 있고 사지 말단부에서 곰지락 운동(chorea, 근육의 불수의적 운동장애)이 나타나기도 합니다.

또한 신경계통의 이상으로 인해 감정의 변화 및 행동장애도 나타날 수 있는데요, 초기에 무기력, 피로 등으로 시작하지만 이후 심한 우울증으로 진행될 수 있다고 알려져 있습니다.

앞서 언급한 이타이이타이 병과 함께 일본의 공해병으로 유명한 **미나마타 병**이 바로 수은 중독으로 인한 것입니다.

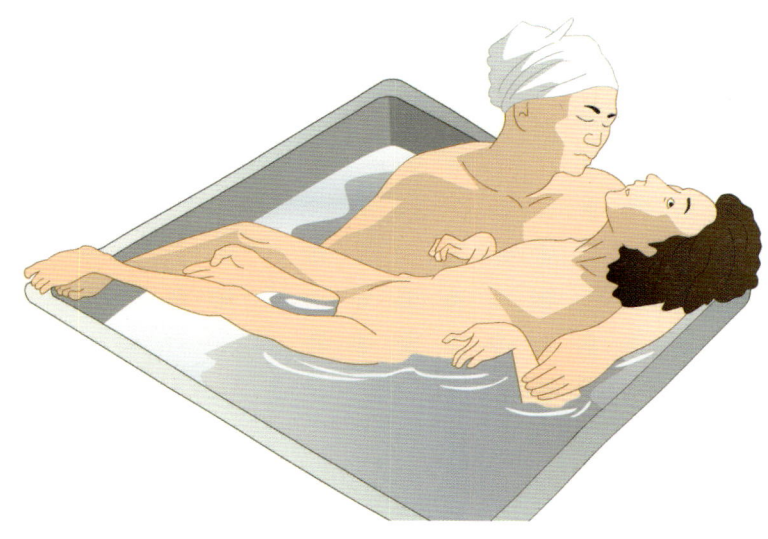

〈 미나마타 병 환자 〉

(4) 중금속과 유해 활성 산소의 결합으로 인한 문제

중금속은 앞서 살펴본 바와 같이 그것 자체로도 우리 몸에 악영향을 미칠 뿐 아니라 우리 몸 안의 유해 활성 산소와 결합하여 그 폐해를 증폭시키기도 합니다.

중금속의 축적이 일정 수준 이상이 되기 전까지는 앞서 설명한 세가지 중금속 중독 증상이 발병하지는 않습니다. 그러나, 기본적으로 중금속은 체내 체내 효소의 기능을 억제하고 유해한 활성 산소에 의한 세포·조직 손상을 증폭시키는 역할을 한다는 점에서 주의해야 합니다.

기본적으로 유해 활성 산소와 중금속이 결합하면 혈관 내 콜레스테롤과 같은 지방질의 산화 현상이 가속화되고 이로 인해 세포막이나 적혈구가 파괴되면서 신경전달체계에 문제가 발생할 수 있습니다.

결과적으로 체내의 중금속은 활성 산소의 폐해로 인한 심장에서의 동맥경화나 협심증, 뇌에서의 뇌졸중이나 치매·두통, 내부장기 전반에선 고혈압·당뇨병·골다공증·성기능저하·만성피로 등을 더욱 가속화 시키는 요소로 작동한다는 점에서 소량의 중금속이라도 중금속의 축적을 피하기 위한 노력이 필요한 것입니다.

Part V

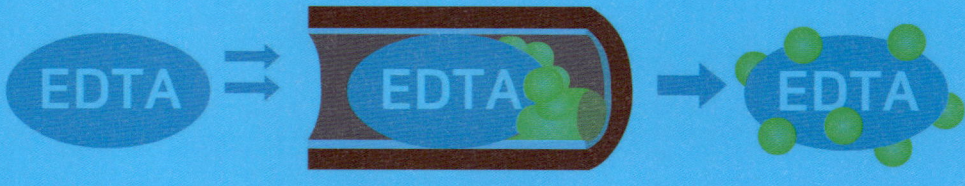

킬레이션 치료법

킬레이션 (Chelation)

01 킬레이션의 의미와 역사   76p
02 킬레이션 치료의 주요 효과   79p
03 킬레이션 치료를 위한 진단과 처치   81p
04 킬레이션의 임상 효과 검증 및 부작용   85p

킬레이션(Chelation)

01 킬레이션의 의미와 역사

킬레이션 치료법은 우리 몸에서 생성되거나 축적된 유해물질을 몸 밖으로 배출되도록 하는 적극적 처치법으로, 특히 혈관내의 유해물질 제거에 효과적인 치료법입니다. 대체로 심근경색 등의 심혈관계 질환의 치료법으로 활용되고 있는데요, 심근경색 발병 환자들을 대상으로 이루어진 연구들을 보면, 해당 치료법의 처치를 받은 환자들은 그렇지 않은 환자에 비해 발병확률과 사망률이 적은 것으로 나타나고 있습니다.

이 치료법은 미국에서 시작된 이후 유럽 등 여러 국가에서 이미 오랫동안 시행되고 있는 치료법이며, 최근에는 국내에서도 확산되고 있는 상황입니다.

다만, 국내의 경우 이 치료법이 사용되기 시작한 시점이 오래되지 않아, 이 치료법에 대한 잘못된 인식이나 여러 오해가 있는 것도 사실입니다. 실제로 이 치료법에 대한 오해는 양극단으로 갈리는 데요, 한 편에서는 킬레이션 치료법을 만병통치가 가능한 기적의 치료법으로 착각하기도 하고, 다른 한편에서는 효과가 검증되지 않은 조잡한 처치활동으로 치부하기도 합니다.

결론부터 말씀드리면, 킬레이션 치료는 기적의 치료법도 아니거니와 그렇다고, 효과가 검증되지 않은 조잡한 처치활동도 아닙니다. 킬레이션 치료는 의학적으로 해당 치료가 필요한 환자를 대상으로 진행되는 것이고, 해당 치료법이 적절히 사용될 경우 기존의 약물치료나 수술로 인해 얻지 못하는 효과를 제공하는 치료법이라 할 수 있습니다.

이번 파트에서는 보다 정확한 사실들을 기반으로 킬레이션 치료에 대해 설명 드리고, 이를 통해 해당 치료가 필요한 분들의 건강에 도움을 드리고자 합니다.

킬레이션(Chelation)은 본래 그리스어 'chele'(가재나 게의 집게발)에서 유래된 단어로 어떤 물질이 다른 물질에 단단히 결합하는 과정을 의미합니다. 아스피린, 항생제, 비타민 등이 우리 몸에서 작동하는 원리이기도 합니다.

이 책에서 소개할 킬레이션 치료는 'EDTA(에틸렌다이아민테트라아세트산, Ethylene Diamine Tetra-acetic Acid)'라는 합성아미노산을 이용한 것으로, EDTA가 혈관 내의 유해물질(중금속, 중성지방, 콜레스테롤 등)과 만나면 해당 물질을 잡아 결합된 후 소변으로 배출되는 원리를 이용한 치료입니다.

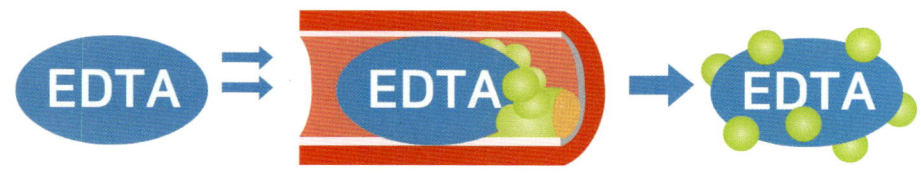

킬레이션 치료법

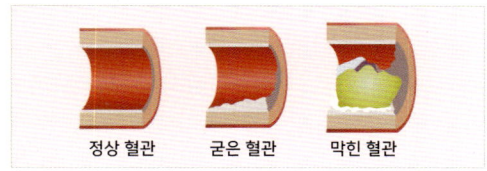

EDTA 킬레이션 주사제와 여러 종류의 비타민, 미네랄 등을 이용하여 혈관 내 노폐물, 중금속, 중성지방, 콜레스테롤 등을 제거합니다.

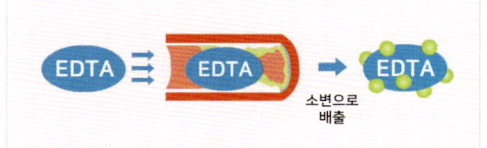

EDTA를 혈관에 주입하면서 혈관 내 중금속, 중성 지방, 콜레스테롤을 흡수하여 소변으로 배출시킨 혈관을 깨끗하게 해 줍니다.

이러한 킬레이션 치료가 시작된 시점은 2차 세계대전 때로, 영국 옥스퍼드 대학교의 생화학자들이 전쟁 중 비소류 독가스의 일종인 루이사이트(Lewsite)에 중독된 환자를 치료하기 위해 개발한 BAL (Bitish Anti Lewsite)을 이용한 것이었습니다. BAL은 비소류의 독성뿐 아니라 수은이나 코발트 등의 금속 중독에도 효과를 보이며 현재까지도 제독제로 이용되고 있죠.

다만, BAL은 군인들의 몸에서 비소를 제거하면서 폐활량을 떨어뜨리는 등의 부작용 때문에 심한 독극물 중독상태에서만 사용되는 한계가 있습니다.

지금 우리가 사용하는 EDTA를 활용한 킬레이션 치료는 1950년을 전후로 미국에서 시작되었다고 볼 수 있습니다. EDTA라는 합성아미노산은 1930년대 독일에서 개발되었지만 킬레이션 치료로 사용된 것은 1948년 배터리 공장 노동자들의 납중독 치료를 위한 시도였습니다.

이후 1950년에는 동맥경화의 칼슘침착에도 효과를 보일 수 있는지에 대한 임상시험이 진행되었으며, 임상시험 참여자 대부분이 협심증, 기억력, 청력 등에서 호전을 보이는 결과가 있었습니다.

1955년 동맥경화증에 대한 킬레이션 치료의 성공사례가 의학 논문에 발간되기 시작하였고 1964년에 이르러서는 EDTA를 활용한 킬레이션 치료의 보다 안전한 프로토콜이 개발되기에 이르렀습니다.

이러한 치료법은 1980년대 이르러 보다 확산되어 미국의 경우 1983년 킬레이션 요법 전문의 제도가 만들어졌으며, 유럽에까지 해당 치료법이 전파되어 지금까지 시행되고 있습니다. 역사적으로 보면, EDTA를 이용한 킬레이션 치료는 미국과 유럽에서 활성화된 이후 30년 이상 그 효과가 입증된 치료법이라고 할 수 있습니다.

킬레이션(Chelation)

02 킬레이션 치료의 주요 효과

킬레이션 치료는 우리 몸에 과다하게 축적된 유해물질을 배출시키는 치료입니다. 특히 혈관내의 유해물질 배출에 효과를 나타내는데요. 주요 효과를 간략히 정리하면 다음과 같습니다.

(1) 동맥경화 개선

EDTA를 활용한 킬레이션의 가장 주요한 효과는 각종 혈관질환 예방, 혈액순환 및 동맥경화의 개선입니다. 혈관에 주입된 EDTA는 혈관내의 노폐물(산화된 LDL콜레스테롤, 혈전 등)과 중금속 성분을 결합하여 몸 밖으로 배출하는 역할을 하는데요, 이에 따라 혈액 순환 장애가 개선되고, 혈관 내 노폐물을 청소하여 동맥경화 질환을 완화시켜 줍니다.

(2) 항산화 작용

혈관 청소로 표현되는 킬레이션 치료는 콜레스테롤 대사 기능 개선 등을 통해 혈관 내 활성산소의 산화기제를 약화시키고 우리 몸의 노화를 방지하는데 도움을 줍니다. 뿐만 아니라 전반적인 신진대사를 활성화시켜 면역력을 높여줍니다.

(3) 중금속 제거

납, 수은, 카드뮴 등 몸 안에서 분해되지 않고 축적되는 중금속을 몸 밖으로 배출시켜 중금속에 의한 중독을 치료할 뿐 아니라, 중금속 중독을 예방하는데 도움을 줍니다.

(4) 종합적인 신체 기능 개선 및 질환 예방

킬레이션 치료의 원리와 방법은 매우 단순하지만, 우리 몸의 독성물질을 제거하고 기본적인 대사기능을 개선하는데 효과적인 치료법이라 할 수 있습니다.

특히 혈관계 질환을 예방과 개선을 통한 혈액순환 증진, 활성 산소의 산화기제 억제, 중금속 제거등을 통해 우리 몸에서 나타나는 각종 성인병 및 퇴행성 질환, 암의 예방에도 도움이 되는 치료라고 할 수 있습니다.

하지만, 그렇다고 하여 킬레이션 치료법이 만병통치를 위한 치료법은 아닙니다. 킬레이션 치료법이 우리 몸 안의 활성 산소의 산화 작용과 중금속과 같은 독성 물질 등을 제거하는 방식이기 때문에 대체로 활성 산소나 다른 독성 물질과 연계된 각종 질환의 예방과 완화에 도움을 주는 것은 사실이지만, 해당 질환의 발병 원인이 더욱 다양하기 때문에 킬레이션 치료를 통해 모든 질환이 완벽히 예방되고 치료된다고 생각하신다면, 오히려 건강유지에 악영향을 미칠 수 있습니다.

킬레이션(Chelation)

03 킬레이션 치료를 위한 진단과 처치

Part 5

킬레이션 치료는 구체적으로 어떤 과정을 거쳐 어떤 방식으로 진행될까요?

일부 사람들은 주사제를 이용하는 치료법이라는 사실 때문에 킬레이션 치료가 특별한 진단이나 검사 없이 영양주사를 처방하듯 이루어진다고 착각하는 경우도 있습니다.

그러나 올바른 킬레이션 치료가 이루어지기 위해서는 환자의 현재 상태에 대한 총체적이고 정밀한 정보가 필요한 치료가 바로 킬레이션 치료입니다.

여기에서는 킬레이션 치료를 위한 진단은 어떻게 이루어지고 실제 치료는 어떻게 진행되는지 안내 드리도록 하겠습니다.

킬레이션 치료의 전체 과정을 도식화하면 다음 그림과 같습니다.

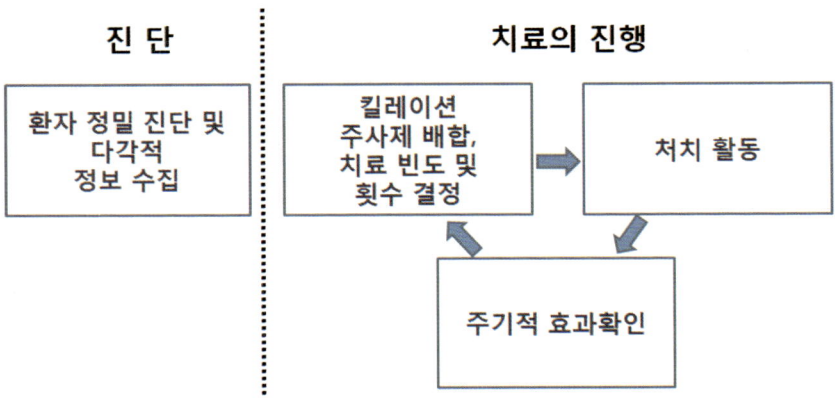

이제 진단의 구체적인 내용부터 치료의 진행과정까지 좀더 자세히 살펴보도록 하죠.

(1) 진단

킬레이션 치료는 우리 몸에 축적된 유해물질을 EDTA라는 물질을 통해 결합시켜 몸 밖으로 배출시키는 치료라고 설명드렸습니다.

문제는 개별 환자마다 유해물질의 축적 정도, 치료가 필요한 병증의 종류와 정도가 제각각 다르다는 것입니다. 그리고 그 차이에 따라 킬레이션 치료를 위한 주사제의 혼합 비율, 주사 치료의 빈도나 전체 치료 횟수 등이 달라져야 합니다.

이러한 이유 때문에 킬레이션 치료가 제대로 이루어지기 위해서는 치료가 필요하다고 판단되는 환자의 현재 상태에 대한 매우 다각적이고 정밀한 정보가 필요합니다.

① 정밀 신체검사를 통한 현재의 몸 상태 확인

환자의 병증 상황에 때라 더욱 자세히 확인하고자 하는 항목에 약간의 차이가 있을 수 있지만, 킬레이션 치료를 위해서는 사전에 정밀 신체검사를 진행합니다.

이를 통해 전체 체중, 체중대비 체지방률, 심장과 신장의 기능, 혈압, 혈당, 혈중 콜레스테롤 농도 등 기본적인 몸 상태 및 각종 질환에 대해서도 검사하게 되며, 일반적인 건강진단에서 잘 확인하지 않는 미네랄 검사, 동맥강도 검사, 대사기능 검사, 호르몬 검사, 그리고 독성성분 분석 등을 진행하기도 합니다.

※ 유의사항 : 간질환으로 인해 간 기능이 저하되어 있는 경우, 신부전증 등으로 신장기능이 저하되어 있는 경우, 뇌종양이 있는 경우, 임신중인 경우 킬레이션 치료를 진행하지 말아야 합니다.

② 과거병력 및 가족력 확인

정확한 진단을 위해 환자의 현재 몸 상태뿐 아니라 환자의 과거병력 전체, 환자 가족의 가족력도 확인합니다.

③ 복용하는 약제 확인

환자가 현재 복용하는 의약품 뿐만 아니라 일상적으로 섭취하는 보조제의 종류와 섭취량에 대한 모든 정보를 확인합니다.

④ 일상적 생활 환경 및 생활 패턴, 식습관 등 확인

환자의 스트레스 상황 유해물질에 대한 노출 상황 등을 파악하기 위해 일상적인 업무 조건 및 생활 환경, 생활 패턴, 식습관 등을 확인합니다.

(2) 치료의 진행

① 킬레이션 주사제 배합, 주사제 처치 빈도와 총 횟수 결정

사전 진단결과에 따라 의사는 EDTA, 미네랄, 비타민 등을 혼합하여 해당 환자에게 적합한 주사제를 처방합니다. 또한 치료하고자 하는 병증의 상태에 따라 주사제 처치의 빈도 및 전체 횟수 수를 결정합니다.(일반 적으로 처치 빈도의 경우 주 1~3회 내에서 결정되고 치료 횟수는 총 20~50회 사이에서 결정됩니다. 물론 동맥경화 예방차원의 치료활용 이라면 10회 정도로 그 횟수가 줄 수도 있으며, 예외적으로 심장혈관이 막혀 있는 등 병증이 심한 경우 100회 치료가 진행되기도 합니다)

② 처치 활동

배합된 주사제를 정맥주사 형태로 주사하게 되며, 한 회당 보통 3시간 정도가 소요됩니다. 처치 과정에서 통증은 없으며, 정맥주사를 맞는 동안 환자는 편안한 자세로 앉거나 누울 수도 있으며 물을 마시거나 간단한 음식을 먹을 수도 있습니다. 화장실에 다녀오거나 책을 읽는 등 활동량이 많지 않은 일상적인 활동도 가능합니다. 편안한 자세로 잠을 잘 수도 있죠.

킬레이션 치료는 치료 과정의 편안함 때문에 환자가 거부감 등 치료에 부담을 느끼지 않는다는 장점이 있습니다.

※ 처치 과정에서 환자의 유의점 : 기본적으로 병원에서 처방한 약제의 규칙적인 섭취가 필요하며, 신선한 과일과 야채 섭취, 하루 2000cc 이상 수분 섭취, 금연, 규칙적인 유산소 운동, 과로 피하기 등이 필요합니다.

③ 주기적 효과확인

처치 진행과정 및 진행 후에는 반드시 효과 확인을 위한 진단이 필요합니다. 실제로 처음 계획한 정도로 병증이 완화되었는지, 몸 안의 유해 물질은 배출되었는지, 혈압이나 혈당 수치는 개선되었는지 등을 진단합니다. 그리고 그 결과에 따라 주사제 배합을 바꾸거나 치료 빈도와 횟수에 변화를 주기도 합니다.

04 킬레이션의 임상효과 검증 및 부작용

킬레이션(Chelation)

(1) 킬레이션 치료의 임상 효과

대체의학 치료법으로 시작된 킬레이션 치료의 효과성은 해당 효과에 대한 다수의 논문에도 불구하고 오랫동안 주류 의학계에서 부정되어 온 측면이 있습니다. 이러한 논란에 대한 과학적 응답을 위해 미국국립보건원(NIH)은 대규모의 임상시험 연구를 진행하였습니다. TACT(Trial to Assess Chelation Therapy) Study가 그것입니다. 우리 말로 번역하자면 '킬레이션 치료법 평가를 위한 시험 연구' 정도가 되겠네요.

1차 TACT Study는 2003년 시작되었는데요. 50세 이상 심근경색이 있었던 환자 2,372명을 대상으로 Disodium EDTA 킬레이션 치료를 최소 3시간씩 일주일 간격으로 30회, 이후 2주 간격으로 10회(총 40회 처치시행) 처치한 후 이를 비교군과 대조하여 효과를 검증하는 방식으로 진행되었습니다.

이 연구는 2003년에 시작되어 2011년까지 추적 관찰한 데이터를 축적하여 진행되었으며, 2012년 그 결과가 발표되었습니다. 그리고 해당 데이터를 기반으로 킬레이션 치료의 효과에 대한 논문들이 발표되기 시작하였습니다.

1차 TACT Study 결과는 대체로 킬레이션 치료가 효과적이라는 것을 보여주었습니다. 특히 TACT데이터를 기반으로 산출된 연구들은 여러 차원에서 킬레이션 치료의 효과를 입증하고 있는 상황입니다.

여기에서는 그 가운데, 당뇨병 환자들의 심혈관계 질환 및 사망률에 대한 EDTA 킬레이션 치료법의 효과를 분석한 연구를 소개 드릴까 합니다.

연구에 참여한 환자들 가운데 당뇨질환이 있으면서 심근경색 경험이 있는 환자는 총 633명 이었는데요. 이들 가운데 322명에게는 EDTA를 이용한 킬레이션 치료가 진행되었고, 나머지 311명에게는 킬레이션 치료가 아닌 정맥주사를 킬레이션 치료로 생각도록 처치되었습니다. 소개드릴 연구에서는 이 두 집단의 심혈관 질환 관련 위험요소 발생율을 비교하면서 EDTA 킬레이션 치료법의 효과를 확인하고 있죠. 임상 연구 이전 두 집단에 포함된 사람들의 연령, 기존 병력, 건강상태 등은 집단 간에 차이가 거의 없어서 EDTA 킬레이션 치료 효과를 검증하기에 적합했습니다.

연구자들은 5년간 이들을 추적 관찰하면서 기록된 데이터 가운데 심혈관 질환의 복합 위험요소 및 위험사건 발생을 중심으로 두 집단의 차이를 확인하였습니다. 이때 확인한 심혈관 질환 복합 위험요소 및 위험 사건 발생의 구체적 내용은 다음과 같았습니다.

- 사망
- 심근경색
- 뇌졸증
- 심근경색 재발
- 입원이 필요한 정도의 협심증
- 심혈관 질환에 의한 사망

그리고 확인 결과는 다음과 같았습니다.

〈당뇨병 환자에 대한 킬레이션 치료의 임상 결과〉

항목	당뇨환자 중 EDTA 킬레이션 처치집단 (322명)	당뇨환자 중 플라시보 집단 (311명)	두 집단 간 차이의 통계적 유의미성
1차 복합평가 지수	80(25%)	117(38%)	의미 있는 차이
사망	32(10%)	50명(16%)	의미 있는 차이
심근경색	16(5%)	30(10%)	의미 있는 차이
뇌졸증	4(1%)	3(1%)	차이 없음
심근경색 재발	48(15%)	62(20%)	의미 있는 차이
입원이 필요할 정도의 협심증	5(2%)	6(2%)	차이 없음

2차 복합평가지수	35(11%)	52(17%)	의미 있는 차이
심혈관 질환에 의한 사망	10(6%)	27(9%)	차이 없음

이 표는 다음 논문에 제시된 표를 재구성한 것입니다.

The Effect of an EDTA-based Chelation Regimen on Patients With Diabetes Mellitus and Prior Myocardial Infarction in the Trial to Assess Chelation Therapy (TACT). Circ Cardiovasc Qual Outcomes. published online November 19, 2013.

제시된 표를 살펴보시면, 1차 복합 평가지수와 2차 복합평가지수에서 모두 킬레이션 치료 집단이 플라시보 집단에 비해 낮은 비율을 보이고 있음을 알 수 있습니다.

구체적인 지표 별로 보면, 추적 관찰 기간 동안 플라시보 집단은 사망 비율이 전체의 16%인데 비해 EDTA 킬레이션 치료집단은 10%정도로 사망률 자체가 훨씬 낮게 나타나고 있죠.

심근경색 발병 확률도 두 배 정도 차이를 보이는데요, 플라시보 집단의 10%가 심근경색이 발병한 데 비해 EDTA 킬레이션 치료 집단에서는 5%만이 심근경색 발병을 보였습니다.

또한 심근경색 재발 확률도 플라시보 집단은 20%인데 비해 EDTA 킬레이션 치료 집단은 15%로 낮게 나타나고 있습니다.

킬레이션 치료의 효과는 각 집단의 단순한 사례수의 차이뿐만 아니라 여러 질환의 발생 확률을 보다 엄밀하게 확인하기 위한 전문적인 통계적 분석 결과(카플란마이어 추정치)에서도 명확하게 나타납니다.

지금부터 제시할 그래프는 The Effect of an EDTA-based Chelation Regimen on Patients With Diabetes Mellitus and Prior Myocardial Infarction in the Trial to Assess Chelation Therapy (TACT). Circ Cardiovasc Qual Outcomes. published online November 19, 2013. 에서 제시된 그래프를 인용한 것입니다

제시할 그래프는 5년(60개월)간의 추적 조사된 TACT Study의 자료를 카플란마이어 추정기법을 통해 분석한 결과를 나타낸 것인데요. 시기에 따른 질환 발생의 추정치를 EDTA 킬레이션 치료집단(파란색)과 플라시보 집단(붉은색) 별로 나누어 표시한 것입니다. 쉬운 이해를 위해 그래프를 보는 법을 먼저 간략히 설명 드릴까 합니다.

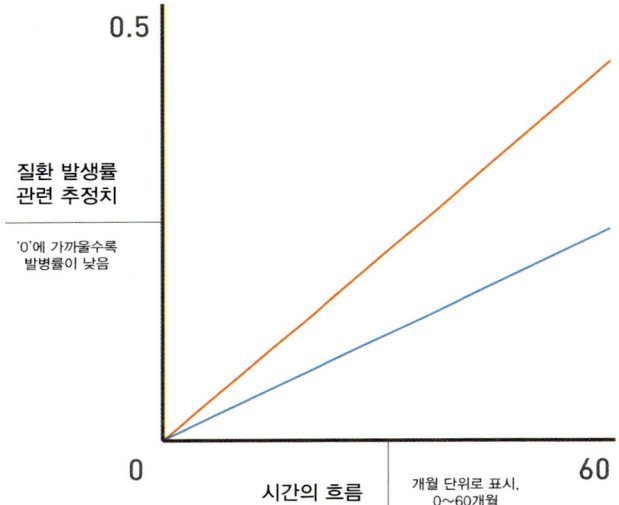

왼편 수직선의 수치는 카플란마이어 추정 기법을 통한 추정치(0~0.5)를 표시한 것이며, 하단 수평선의 수치(0~60)는 시간의 흐름을 개월 단위로 나타낸 것입니다.

질환 발생에 대한 카플란마이어 추정치는 0에 가까울수록 좋은 것인데요. 앞으로 제시할 그래프들의 공통점은 EDTA 킬레이션 치료 집단의 파란색 선이 플라시보 집단의 붉은색 선보다 완만하게 증가한다는 것입니다.

이제 보다 구체적인 임상 결과를 살펴보겠습니다.

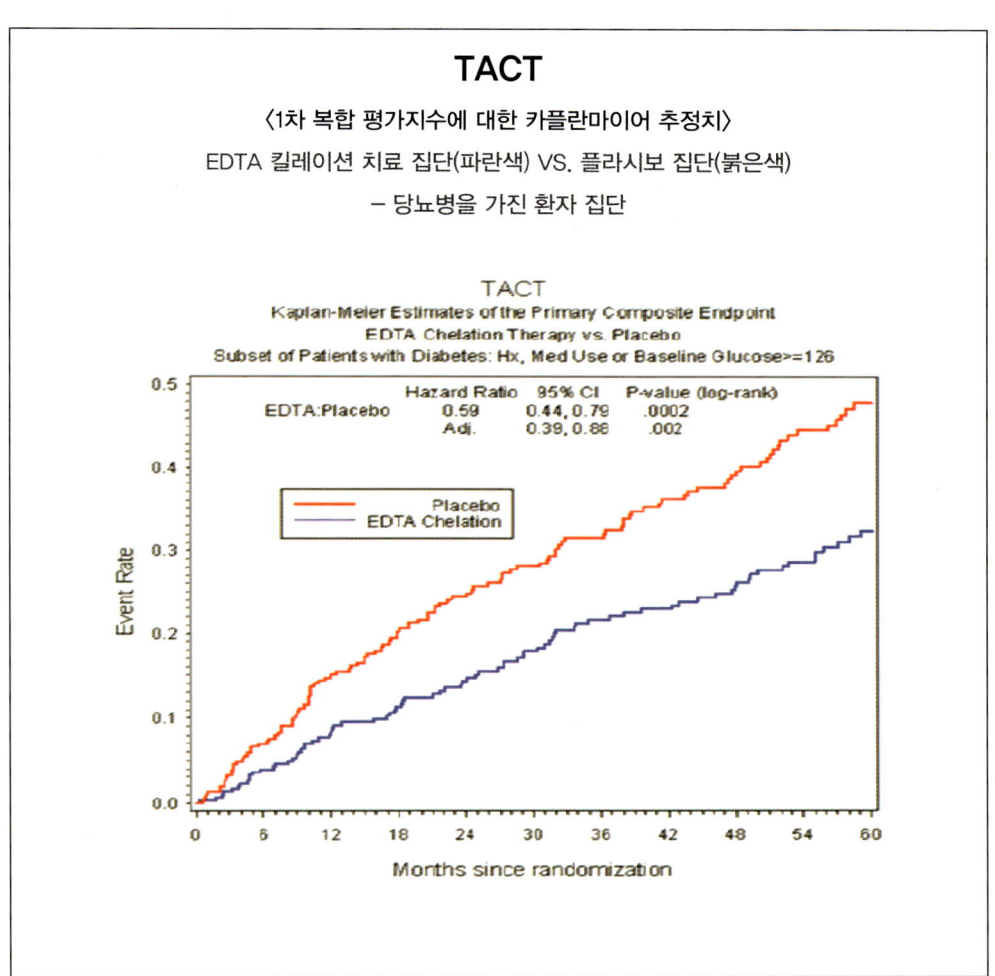

제시한 그래프는 1차 복합평가지수에 대한 추정치인데요, 플라시보 집단(붉은색)의 경우 시간이 경과할수록 질환 발생에 대한 복합평가지수 추정치가 급격히 증가하는 반면, EDTA 킬레이션 치료집단(파란색)의 경우 추정치의 증가가 상대적으로 완만한 것을 알 수 있습니다.

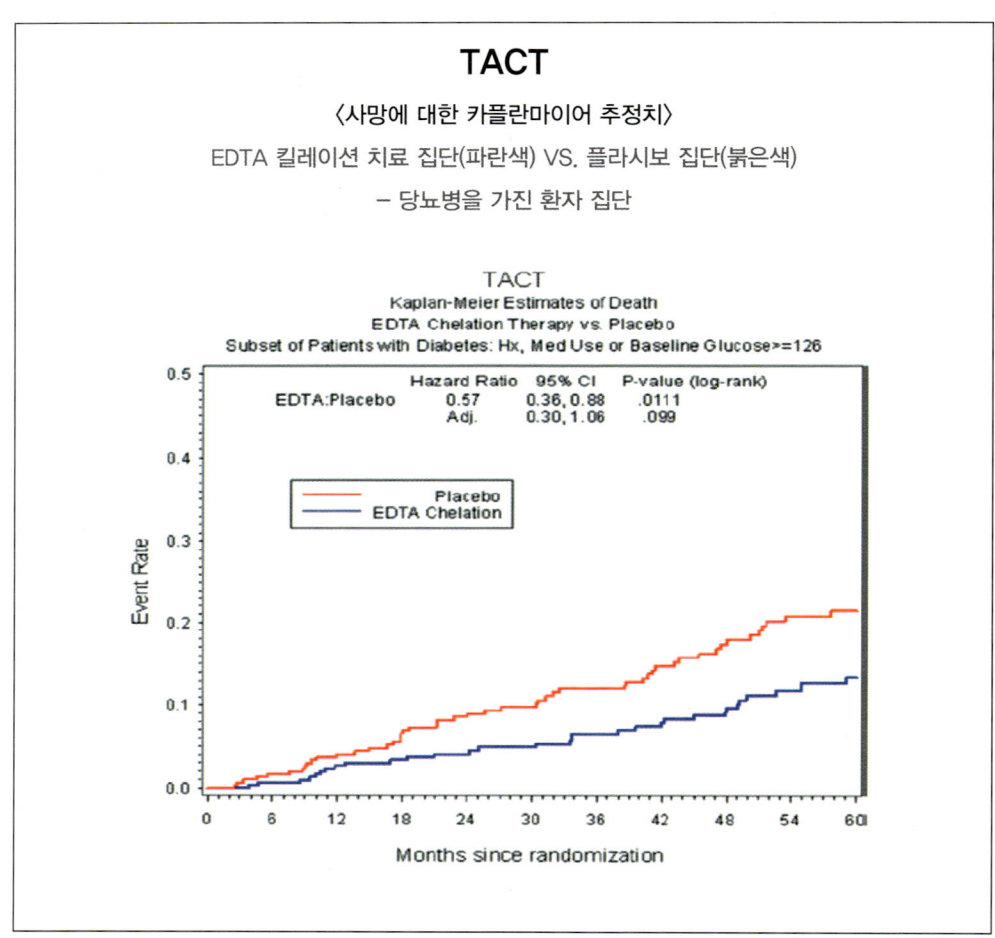

제시된 두 번째 그래프는 사망 발생률에 대한 것입니다. 사망 발생률에 대한 추정치에서도 EDTA 킬레이션 치료 집단(파란색)의 발생률 추정치는 플라시보 집단(붉은색)의 추정치에 비해 현격하게 낮은 것으로 나타나고 있습니다.

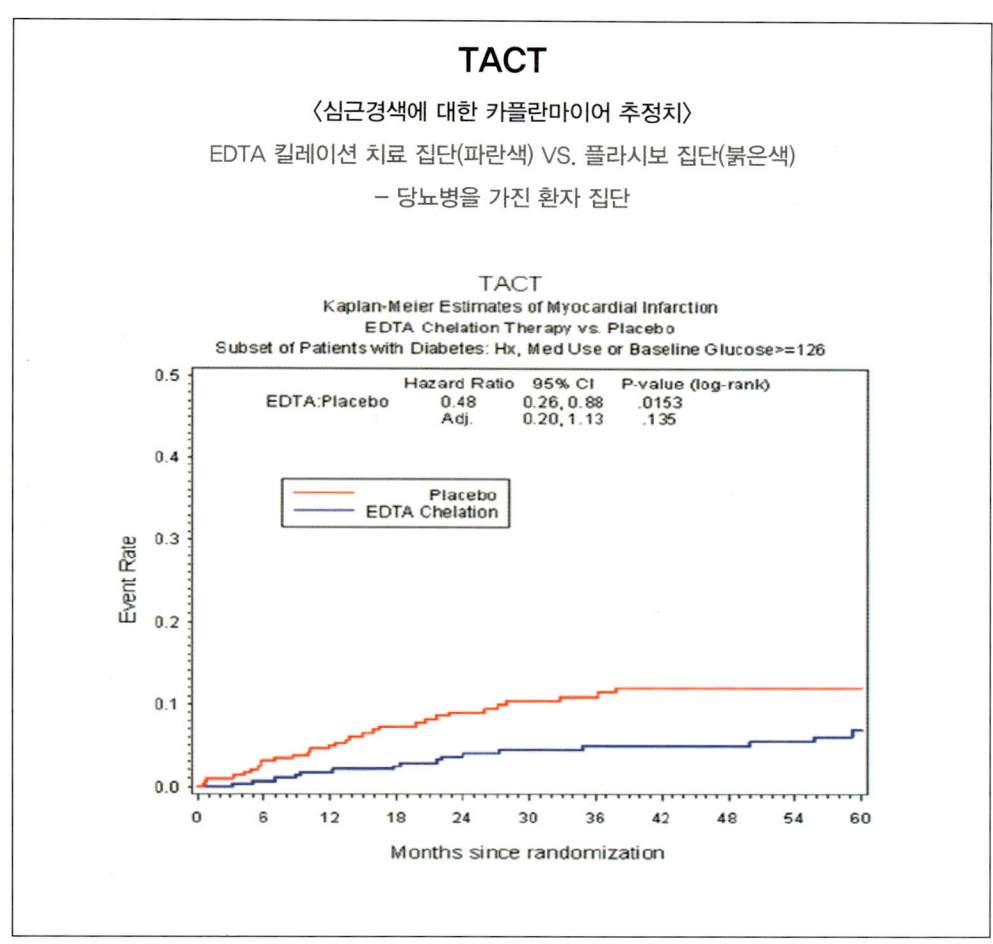

세번째 그래프는 심근경색 발병과 관련된 추정치입니다. 앞서 제시된 그래프들과 마찬가지로 EDTA 킬레이션 치료 집단(파란색)의 추정치가 플라시보 집단(붉은색)의 추정치에 비해 낮은 것이 확인됩니다.

이 연구결과를 간략히 요약하면 이렇습니다.

당뇨병이 있으면서 심근경색 병력이 있는 환자를 대상으로 EDTA 킬레이션 치료를 수행한 결과 해당 치료를 수행하지 않은 집단에 비해, 심혈관 질환과 결합된 위험요소가 크게 감소하였으며, 사망, 심근경색, 심근경색 재발의 위험들도 각각 크게 줄어들었다.

지금까지 EDTA 킬레이션 치료의 임상 효과에 연구 중 대규모 추적조사 자료인 TACT Study 데이터를 기반으로 이루어진 연구결과를 간략히 살펴보았습니다. 미국의 경우 이러한 치료법이 시행된지 오래되었고, 사실 소개 드린 대규모 연구 이전에도 개별적 임상사례를 통한 EDTA 킬레이션 치료의 효과 관련 논문들 역시 상당수가 존재합니다. 다만, 개별적 임상사례 연구 결과들에 대해 미국의 주류 의학계는 인정하지 않으려는 경향이 컸습니다.

이러한 상황에서 미국국립보건원(NIH)이 진행한 장기간의 대규모의 임상시험 연구 결과 역시 긍정적 효과를 보이면서, EDTA 킬레이션 치료법의 효과와 안정성은 합리적으로 입증된 것이라고 생각하는 것이 바람직합니다.

(2) 킬레이션 치료의 부작용

EDTA가 체내 노폐물과 중금속 등을 결합해 배출시키는 과정에서 칼슘, 마그네슘, 아연 등 중금속이면서도 필수 영양소라 할 수 있는 특정 미네랄이 몸에서 고갈될 수 있습니다. 일반적으로 치료전 환자의 상태에 대한 정밀 진단 및 치료과정에서 필수 미네랄을 섭취할 수 있는 보충제를 함께 처방하므로 이러한 부작용은 매우 드문 일입니다.

다만, 처방된 약품의 섭취를 거르거나, 과로 등 급격하게 변화된 생활패턴이 있다면 특정 미네랄이 고갈될 수 있으며, 고갈된 미네랄에 따라, 국부적인 피부자극, 메스꺼움, 피로감 등의 부작용이 나타날 수 있습니다. 이러한 증상이 나타날 경우 즉시 의사와 상담하여 치료 주사제 배합 변경 등 치료 방법을 수정할 필요가 있습니다.

이러한 일시적 부작용 이외에도 일각에서는 킬레이션 치료에 사용되는 EDTA 자체의 부작용을 우려하기도 합니다. EDTA가 신장 손상과 같은 심각한 부작용을 일으킨 다는 것입니다. 미국심장학회에서는 빈혈증, 혈액응고, 골수손상, 발열, 두통, 인슈린 쇼크, 부정맥, 관절통, 저혈압, 배뇨통, 주사부위 염증 그리고 뇌졸중 등의 부작용이 보고되기도 했습니다.

그러나 EDTA의 이러한 부작용들은 초창기(1950~60년대) 소아 중금속 독성치료를 위한 킬레이션 치료에서 나타났던 것으로, 주사제 배합 및 주사제 양 조절에 대한 기술 축적이 이루어진 근래에는 이러한 부작용이 관찰된 경우가 없습니다.

대부분의 경우 치료 과정에서 의사의 지시만 잘 따른 다면 킬레이션 치료는 다른 치료법에 비해 상대적으로 부작용이 거의 없는 치료법이라 할 수 있습니다.

Part VI

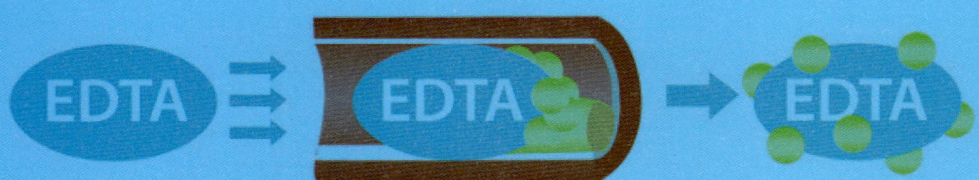
킬레이션 치료법

킬레이션 Q & A

- 01 치료 기간 및 보험 혜택 — 96p
- 02 적용 및 치료가 불가능한 경우 — 96p
- 03 관련된 논쟁의 원인 — 97p
- 04 국내 자격 과정 개설 관련 — 97p
- 05 기존 치료법과의 동시 진행 — 98p

Q1. 킬레이션 치료는 어떻게 진행되나요? 의료 보험 혜택을 받을 수 있나요?

A 킬레이션 치료는 '진단 검사' 및 '주사제 처치'로 구성됩니다.

우선, **진단 검사**의 경우 치료 이전에는 사전 진단 검사, 치료 과정이나 치료 후에 효과확인을 위한 검사 등으로 진행되며 보통 초진 이후 1주일 후에는 결과가 나옵니다. 물론, 검사 항목 가운데 다른 질환의 진단을 위해 최근에 이루어진 검사가 있다면, 해당 항목에 대한 검사 결과지를 제출하는 것으로 검사를 대체할 수 있는 경우도 있습니다.

다음으로 본격적인 **주사제 처치**의 경우 주당 1~2회로 환자분 본인의 스케줄에 따라 조정하는데, 환자의 상태에 따라 적게는 10회에서 많게는 50회까지 진행되는 것을 고려하셔서 병원과 상담 후 예산을 세우셔서 진행하게 됩니다.

또한 안타깝게도 현재 킬레이션 치료법은 의료보험 적용대상이 아닙니다.

Q2. 환자의 특성으로 인해 킬레이션 치료를 받을 수 없는 경우도 있나요?

A 일반적으로 간 질환으로 인한 간 기능 저하, 신장 질환으로 인해 신장 기능의 심각한 저하 등이 있는 경우를 비롯하여 뇌종양이 있는 경우 및 임신 중인 경우에는 킬레이션 치료를 권하지 않고 있습니다.

언급된 상황에 처한 환자분들의 경우에는, 킬레이션 치료보다 해당 질환을 고려한 다른 치료법을 선택하는 것이 바람직합니다.

> **Q3. 킬레이션 치료의 효과를 주장하는 많은 임상 연구 결과에도 불구하고 킬레이션 치료의 효과에 대한 논쟁이 지속되는 이유는 무엇인가요?**

A 킬레이션 치료법이 주로 대체 의학으로 활용됨에 따라 주류 의학계에서 해당 치료법에 대한 효과에 문제를 제기한 지는 매우 오래되었습니다.

다만, 질문과 같이 킬레이션 치료의 효과를 나타내는 많은 임상 결과들에도 불구하고 의학계 일각에서는 새로운 치료법인 킬레이션 치료법에 대하여 그 효과를 불신해 오던 관성이 유지되고 있는 상황입니다.

일부 의사들은 킬레이션 치료의 효과에 대하여, 치료 과정에서 함께 처방되는 비타민이나 미네랄, 그리고 생활 습관의 개선 등에 의한 것으로 이해하기도 하고, 킬레이션 치료와 병행되는 기존 치료법의 효과로 이해하기도 합니다.

그러나 미국국립보건원(NHI) 주도의 대규모 임상시험 결과에서까지 나타난 킬레이션 치료법의 효과를 무조건적으로 부정하는 것은 합리적이지 않을 뿐 아니라 과학적이라고 할 수도 없겠죠. 그럼에도 지속적으로 킬레이션 치료법의 효과를 부정하는 주장에 대하여, 킬레이션 치료를 연구하는 의사들은 미국의 상황에서 수술을 동반한 기존의 치료 방법이 의사와 병원에 더 많은 이익을 주기 때문이라 생각하는 경우도 있습니다.

> **Q4. 미국의 경우 킬레이션 치료를 위한 교육과정 및 자격증 제도가 있다고 하는데, 국내에도 그런 것이 있나요?**

A 킬레이션 치료법이 국내에 소개되고 실제 처치된 역사가 짧은 상황이어서 아직까지 국내에는 그러한 시스템이 마련되어 있지 않습니다.

우리나라에도 이러한 제도가 곧 도입될 것으로 예상되지만, 그 이전까지는 전문적인 의료기관에서 전문 지식을 가진 의사에 의해 치료를 받으셔야 하며, 당연히 킬레이션 치료 분야에서 많은 경험을 가진 의료 기관과 전문의를 선택하셔야 할 것입니다.

Q5. 킬레이션 치료법과 기존 치료법을 동시에 사용할 수도 있는 것인가요?

A 킬레이션 치료법이 대체 의학의 관점에서 시도되는 상황에서 실제로 킬레이션 치료는 기존의 다른 치료법과 병행되는 경우가 상당수 존재합니다. 다만 이 경우 각각의 치료 상황에 대한 정보가 원활히 공유될 수 있도록 담당 전문의와 상담 후 결정하셔야 합니다.